Marco Kirchhof mit Petra Schwarz

Wo ist das Geld nur geblieben?

W0198405

Marco Kirchhof
mit Petra Schwarz

Wo ist das Geld nur geblieben?

Mein Doppelleben mit der Spielsucht

neues leben

Dank an Mutti, Silke, Maurice und Jannis

Ein besonderer Dank gilt dem Seelsorger
Michael Schwarzkopf und Frank Müller.

Inhalt

Vorwort

Hunderttausende Menschen in Deutschland, so sagen es statistische Erhebungen, zeigen »ein Spielverhalten im kritischen Bereich«. Das heißt, sie spielen regelmäßig und mit hohen Einsätzen. Sie gehen damit über das hinaus, was – auch das sagt die Statistik – fünfundsiebzig Prozent der Deutschen gelegentlich beziehungsweise in kalkuliertem Maße tun: ihr Glück bei Lotto, Rubbellos & Co zu versuchen.

Ich war ein »pathologischer Spieler«, ich war spielsüchtig. Meine immer größeren Verluste bremsten mich nicht. Als meine eigenen Mittel erschöpft waren, finanzierte ich meine Sucht durch Unterschlagung von Gebührengeldern des öffentlich-rechtlichen Fernsehens. Ich funktionierte in meinem Job und tat alles, um die Fassade einer intakten Existenz aufrechtzuerhalten. Tatsächlich aber kreiste mein Denken fast nur noch um die Geldbeschaffung für den nächsten Kick am Spielautomaten. Meine Strategien von Lug und Trug perfektionierte ich und gestand mir selber nicht ein, jegliche Kontrolle verloren, jeglichen ethischen Anspruch ausgeschaltet zu haben. Nach der Aufdeckung meiner immensen Betrügereien beim Sender wurde ich zu mehr als fünf Jahren Haft verurteilt.

Spielsucht ist eine Krankheit. Aber Krankheit ist keine Entschuldigung. Das eine wie das andere musste ich begreifen lernen.

Petra Schwarz und ich hatten uns in den frühen Neunzigern kennengelernt. Wir begegneten uns ab und an bei After-Show-Partys nach TV-Talk-Sendungen, die Petra moderierte, und entwickelten ein lockeres Verhältnis – wie es bei Medienleuten oft ist: freundlich, aber unverbindlich. Welche suchtbringende Leidenschaft uns einmal verbinden würde, ahnten wir damals nicht.

Petra betrat anfangs der zweitausender Jahre auf einem Kreuzfahrtschiff erstmals ein Casino. Sie war fasziniert von dieser anderen Welt, weiß also aus eigenen Erfahrungen, wie viel »Glück« das Glücksspiel bringt und dass hinter jeder Sucht ein Stück Sehnsucht steckt.

Von meiner Verhaftung im Dezember 2010 erfuhr Petra aus den Medien. Nach der Entlassung aus dem Gefängnis 2015 führten wir viele Gespräche über mein Leben mit der Spielsucht und wie es dazu kam. Die Idee, meine Geschichte gemeinsam aufzuschreiben, entstand, um das Erlebte selbst besser zu begreifen und nach einer langjährigen gemeinsamen Auseinandersetzung mit der Spielsucht möglicherweise auch andere vor all den Verführungen und Illusionen zu bewahren.

In der Hoffnung, dass es eine Geschichte geworden ist, die erzählt, wie sich die Spirale von Selbsttäuschung und Schuld in einem Leben dreht, eine Geschichte aber auch, die zeigt, dass nach tiefem Absturz ein Sich-Wiederfinden gelingen kann, übergeben wir sie den Leserinnen und Lesern.

Lucky Lady

Das letzte Menü des Jahres startet mit einer Linsensuppe italienischer Art. Luca, ein Freund von Dirk, bereitet sie zu. Ich spüre seine Nervosität. Wird sie allen schmecken? Immerhin werden wir zwölf Leute an einem großen Küchentisch sein, der ziemlich unübersichtlich erscheint. Gläser, Teller, kleine und große Schüsseln. Bier, Wein und Wasserflaschen. Luca, der kein Wort Deutsch spricht, erzählt uns später in englischer Sprache, dass Linsen – speziell die Suppe italienischer Art – Glück und Geld für das neue Jahr bringen sollen. Buon appetito!

Hier am Küchentisch kann ich mein verschrobenes Talent gut ausleben: Ich nehme an einer gutgelaunten Konversation teil und führe sogar das große Wort, während ich einem anderen Gedanken nachhänge, sozusagen im inneren Dialog mit mir selbst. Ich lasse das aufregende Jahr 2008 Revue passieren und esse dabei mit wirklichem Genuss die Linsensuppe. Glück und Geld, das sind die beiden großen Worte. »Na du Linsensuppe«, denke ich bei jedem Löffel. »Morgen schon kannst du den Beweis antreten. Enttäusch mich nicht!«

Für den 1. Januar, zwanzig Uhr, ist das obligatorische Abendessen im engsten Freundeskreis beim Italiener verabredet. Bis dahin muss die Linsensuppe ihr Versprechen einlösen. Um sicherzugehen, nehme ich zwei Teller davon. Es ist schön, im Freundeskreis zu sein und miteinander zu feiern. Wir sitzen bis in die frühen Morgenstunden zusammen und begrüßen das neue Jahr. Für einen Augenblick scheinen die Abgründe weit weg. Beim Alkohol bleibe ich zurückhaltend. Denn das Glück wartet ja auf mich! Und das will ich nicht mit einem Kater begrüßen.

Glück und Geld: Dieser Neujahrstag beginnt – nach wenig Schlaf – gegen zehn Uhr morgens. Wohlfühldusche, Käsetoast, zwei Tassen Kaffee und Kassensturz: eintausendfünfhundert Euro bar, maximal zweitausend über die Geldkarte. Die Kreditkarte würde weitere eintausend ausspucken. Macht zusammen viertausendfünfhundert. Nicht so üppig. Also behutsamer Einsatz, damit das Geld bis zum abendlichen Neujahrsessen reicht. Wenn nicht, wäre das Essen einmal mehr eine erste Henkersmahlzeit.

Taxi zur Spielhölle. Ich freue mich auf die kurze Fahrt in der gerade aufwachenden Stadt. Zum »Glück haben« muss man früh raus, sonst ist der besondere Platz, an dem es auf mich wartet, vergeben. Die Türen öffnen sich Punkt elf. Die letzten Minuten im Taxi widme ich ganz der Vorbereitung meiner Glücksstrategie. Mit jedem Meter, den ich mich dem Ziel nähere, wächst schleichend die Aufregung.

Wie immer gebe ich dem Taxifahrer ein großzügiges Trinkgeld und zeige meine soziale Ader. Außerdem *muss* ich das tun, sonst würde ich nichts zurückkriegen. Ohne Hilfsbereitschaft läuft gar nichts. Das ist meine feste Überzeugung.

Da strahlt es mich an, das Logo des Glückstempels: »Spielbank Berlin«. Der kurze Weg führt über den trostlosen Platz. Die Namensgeberin, eine Diva des vergangenen Jahrhunderts, hätte etwas Besseres verdient. Als ich über die Platten des Platzes gehe, unter mir ein kleines Wasserspiel, überfällt mich für einen Moment ein grausiger Gedanke. Vielleicht bin ich zu spät? Womöglich haben etliche andere Linsensuppenesser verstanden, was heute zu tun ist? Das wäre das Schrecklichste und wird für Sekunden zur Horrorvorstellung: Mein Glücksversprechen geht fremd!

Mit der Weiblichkeit habe ich es nicht so. Aber eine – und genau diese eine –Ausnahme gibt es. Ihren richtigen Namen kenne ich nicht. Aber meine Liebe zu ihr ist grenzenlos. Schon ihr Pseudonym ist pure Strahlkraft: »Lucky Lady«. Wird sie gezwungen sein, sich einem anderen hinzugeben? Ich möchte das gar nicht denken. Aber was soll ich machen? Ihre Berufung bringt es nun mal mit sich, dass sie jedwede Offerte annehmen muss. Ich weiß um ihren Charme, denn ich verbringe viel Zeit mit ihr und lasse sie an meinem Leben teilhaben. Sehr intensiv sogar.

Die letzten Meter laufe ich dann noch schneller. Das Paradies betrete ich durch eine Drehtür. Check-in und zügiger, aber durchaus höflicher Austausch von Neujahrswünschen. Wo ich denn den Start ins Neue erlebt habe, fragt einer der Angestellten in seinem etwas zu engen Anzug. Eigentlich ist er Mitarbeiter einer Berliner Finanzbehörde. Ich spüre einen kleinen Vorwurf in seiner Frage. Als sehr bekannter Spieler hätte ich doch hier sein müssen. Der Wechsel in ein verheißungsvolles neues Jahr hätte doch besser zusammen mit all den Glücksrittern erfolgen müssen. Aber auf die Linsensuppe verzichten?

Ab zur Rolltreppe, auf der ich rollend laufe. Als ich endlich die Position auf der Treppe erreicht habe, die den Blick freigibt in die »Unterwelt«, erkenne ich sofort, dass meine Lady geduldig wartet – auf mich, ihren besten

Freund. Die Treppe, so will es die Architektur dieses Palastes, rollt übrigens in den Keller. Im Untergeschoss angekommen, verschwindet die reale Welt auf der Stelle.

Hier gibt es – wie es sich für ein richtiges Paradies gehört – keine Sorgen und Probleme. »Schön, Sie zu sehen«, begrüßt mich der attraktive Service-Mann aus der Ferne. »Wie immer, einen großen Kaffee und ein stilles Wasser?« Ich nicke. »Kommt gleich.« Und: »Die Lady hinten ist frei.«

»Na, meine Liebe, du hast bestimmt schon auf mich gewartet?« Sie ist – zugegeben – nicht mehr das neueste Modell. Um sie herum gibt es prächtige und blinkende Konkurrentinnen. Aber ihr bin ich treu. Sie ist es, mit der ich die meisten Gewinne erzielt und mich wohl deshalb in sie verliebt habe.

Das Neujahrsgeschenk für meine Lady ist ein aufgerundeter Hartz-IV-Satz, in Form eines Stücks besonderen Papiers mit der Zahl 500. Während sie es begierig aufnimmt, werden die Getränke kredenzt. Zum Kaffee eine Zigarette und meine liebevolle Konversation mit meiner Lucky Lady kann beginnen.

Wer sich mit Ladys auskennt, weiß um ihre Ansprüche. Meine jedenfalls ist sich sicher, dass ihre Strahlkraft eine bestimmte Investition voraussetzt. Und so folgt an diesem ersten Januartag im Jahr 2009 schnell ein zweiter Hartz-IV-Satz. Ich will sie strahlen lassen und auf keinen Fall enttäuschen. Gleichwohl sorge ich mich schon ein wenig, denn von einem behutsamen Vorgehen kann im Grunde nicht mehr die Rede sein, wenn ein lilafarbener Schein in weniger als einer Stunde weg ist. Ein erstes zartes Anflehen meinerseits wird nötig: »Bitte erweise dich als Freundin und nicht als verschwenderische Diva, die ihren Verehrern alles nimmt.«

Es ist später Vormittag geworden. Ein paar Plätze neben mir murmelt einer: »Was für eine Scheiße, die blöde Hure macht ja gar nichts.« Meine Lady hat wohl Angst vor einer ähnlichen Beschimpfung und zeigt, als sich auch der zweite Hartz-IV-Satz dem Ende entgegen neigt, ein erstes Erbarmen.

Wir Spieler werden in helle Aufregung versetzt, wenn ein bestimmtes »Bild« auf dem Automaten-Bildschirm ein freies Spiel – Freispiele genannt – gibt. Dann muss für eine gewisse Anzahl von Spielen kein Geld bezahlt werden, und es ist ein beträchtlicher Gewinn möglich. Ein Glücksspiel eben.

Drei rosa Kugeln sind es, mit der mich meine charmante Lady in Aufregung versetzen kann. Sie muss drei dieser Kugeln bringen, die ein wenig wie Seifenblasen aussehen, damit das Freispiel beginnen kann. Eine weitere Raffinesse dabei ist, dass eine jede rosa Kugel von einem Tonsignal begleitet wird. Kaum mit Worten zu beschreiben, aber sehr eindringlich. Eine Art »Dät«. Also: Dät, Dät ... und mein Herz springt ... bitte noch ein Dät.

Ich möchte von meiner Lady ein dreifaches »Dät« hören, und dafür umschmeichle ich sie mit guten Worten. Es ist früher Nachmittag und sie will den dritten Hartz-IV-Satz. Das Barvermögen aus dem Kassensturz ist investiert. Warum habe ich keinen dritten Teller Linsensuppe genommen?

Etwas Alkoholisches lehne ich im Casino immer ab. Ich muss vernünftig bleiben und darf nicht leichtsinnig werden. Was für ein kluger Gedanke. Das einzige Unbeherrschte: die zweite Schachtel Zigaretten. Immer die starken, die früher ein Männchen empfohlen hat. Etwas später schlägt meine Stunde. Die Stunde des Geduldigen, des Freundlichen mit der sozialen Ader, des Liebenden, des

Großzügigen, ja, des Gläubigen. Die Stunde von einem, der es jetzt endlich verdient hat, erlöst zu werden.

Meine Lady pustet ein »Dät!Dät!Dät!«, und drei rosa Kugeln führen mich in exakt fünfzehn Freispiele. Jedes davon ein Versprechen und die Hoffnung auf eine Verlängerung beziehungsweise Aufstockung der Freispiele. Immer mal wieder hat sie mir dieses Glück in den letzten Jahren beschert. In Budapest habe ich so einmal eine Million Forint (ungefähr viertausend Euro) gewonnen, und hierzulande kamen irgendwann sogar hundertneunzig Freispiele am Stück und ein ordentlicher Batzen Geld dabei heraus. Voraussetzung dafür ist dieses »Dät!Dät! Dät!« in den Freispielen. Bitte, meine Lady, höre ich mich sagen, sei ein wenig großzügig. Immerhin bedeutet jede Bewegung mit dir neunzig Glückstaler. Und dann kommt es: Die Lucky Lady pustet orkanartig, immer einen Ton höher: »Dät!Dät!Dät!Dät!Dät!«

Fünf rosa »Seifenblasen«! Mehr geht nicht. Ein Ohnmachtsgefühl überfällt mich. Lästige Schaulustige um mich herum. Ja! Ja! Ja!, schreie ich innerlich und zitternd. Die Linsensuppe! Danke, Luca! Danke, Italien! Jetzt ein Glas Sekt! Lieber Gott, jetzt höre ich auf, das Glück herauszufordern! Ich werde ein Guter, ein Braver! Versprochen!

Irgendwann zwischen fünfzehn und sechzehn Uhr sitze ich im Hinterzimmer der Hauptkasse. Nüchtern und sachlich sieht es hinter den Kulissen aus. Ach, und da ist er wieder, der Mann von der Finanzbehörde. Die lilafarbenen Scheine durchlaufen eine Zählmaschine. Jedes Bündel gut zehn Hartz-IV-Sätze. Siebzehn davon für mich. Der Rest in kleinen Scheinen. Während die Maschine rattert, erlaube ich mir ein wenig unsicher und schüchtern die Frage, wie viel davon ein angemessenes

Dankeschön für die Angestellten wäre. Ein Understatement als Antwort. Als immer großzügiger und verlässlicher Gast sei ich zu nichts verpflichtet. Vier aufgerundete Hartz-IV-Sätze sollten genügen.

Ein unscheinbarer Papierschnipsel in meiner Hosentasche ist der Beleg für ein verplombtes Kuvert. In den nächsten zwei Stunden greife ich wohl jede zweite Minute in die Hosentasche: die Sicherungsüberprüfung des nicht fassbaren Glücks.

Ich bleibe selbstverständlich noch bei meiner Lucky Lady. Sie hat es verdient. Nach diesem gemeinsamen Höhepunkt ist es an mir, ihr zu huldigen. Nur mit ihr ist es so unbeschreiblich und wunderbar. Als ich ihr von meiner Verabredung zum Abendessen erzähle, entlässt sie mich charmant.

Beim Aufbruch erhalte ich eine Papiertüte, in der sich ein verschlossenes Kuvert befindet. Und ich bekomme auch noch einen kostenfreien Chauffeur. Ein sehr kräftiger Schutzengel mit Sternfahrzeug. »Wohin Sie auch wollen, hier in der Hauptstadt.« Als wir am Restaurant vorfahren, ist sie wieder da, meine soziale Ader. Ein lilafarbener Schein als Dankeschön.

Angekommen beim Italiener. Die Freunde sitzen schon am Tisch. Was für ein geselliges Beisammensein! »Ich lade euch ein! Ja, ich hatte Glück. Lucas Linsensuppe! Jetzt habe ich Geld.« Konkrete Angaben zur Höhe verschweige ich. Wie auch die Investitionen heute und früher, das könnte zu Irritationen führen. Denn ich bin doch der, der alles im Griff hat! Ein Macher mit Herz. Einer, der sich sein Glück erarbeitet hat.

Haftbefehl

Oft habe ich mein Glücksspiel mit einem festen Glauben, sogar mit Glaubensvorsätzen verbunden. Dazu gehörten bestimmte Vorbereitungsrituale, die es möglich machen sollten, bis zu sechsundachtzigtausend Euro zu gewinnen. Ich duschte ausgiebig, zog mich immer adrett an. Damit kostümierte ich meinen Seelenzustand. Generell fuhr ich mit dem Taxi, in dem ich mich sammeln konnte, und immer mit wenigstens tausend Euro Barem in der Tasche.

Dieser Gewinn vom Neujahrstag, der mir für die nächsten Wochen eine Existenz sicherte, war beruhigend, und ich dankte Gott. Die immer größeren Verluste, die mein Leben fundamental zerstören würden, konnte ich nur durch die Beschaffung von Geld abwenden. In diesen grauenhaften Phasen waren meine Gottesfürchtigkeit und meine Leidenschaft in den Gesprächen unfassbar intensiv. Sie mündeten stets in der gewaltigen Bitte: »Lass es nur noch dieses eine Mal gutgehen. Bitte verrate mich nicht, dass ich Geld zum Spielen genommen habe, das nicht meins ist. Ich verspreche dir, es war das letzte Mal. Ich höre jetzt auf. Ich kann das. Glaub es mir!«

Trost und Betrug gingen in meinen Gesprächen mit Jesus Hand in Hand. Der Herr in seiner unendlichen Güte war auf meiner Seite! Seine Geduld, sein Vertrauen in mich! Immer und immer wieder bat ich um das eine: »Hilf mir ein letztes Mal!« Die Frage war, wie lange mein guter Gott mein Lügenspiel von immer wieder gebrochenen Versprechen à la: »Das war das wirklich letzte Mal« mitmachen würde. Die präzise Antwort darauf lautet: bis Dienstag, 7. Dezember 2010, neun Uhr drei.

Der Anfang vom Ende hatte sich bereits am 12. Oktober mittags angekündigt. Schon seit einigen Tagen wartete ich auf eine Lieferung mit Bargeld. Ich hatte fixe Außenstände und keine Spielreserve mehr. Ein grässlicher Zustand. In der Mittagspause einer Teamkonferenz war das kleine Paket endlich in meinem Büro angekommen. Tür zu. Keine Störung bitte.

Ich riss das Paket auf. In der Innenseite einer perfekt verpackten DVD eine Karte. »Ich kann nicht mehr. Es tut mir sehr leid. F.«

Panik stieg in mir auf. Was bedeutete das? Mir blieb nur wenig Zeit für ein Telefonat. »F. war beim Staatsanwalt«, sagte der Mann am anderen Ende, Geschäftsführer einer Produktionsfirma. Ich solle mir am besten einen Anwalt besorgen. Mich übermannte Panik.

Zurück in der Teamkonferenz, war ich nicht mehr ich. Horrorszenarien ohne Ende schossen mir durch den Kopf. Ich fror und schwitzte zugleich und hatte das untrügliche Gefühl, dass mich einige so ansahen, als wüssten sie alles.

An diesem Abend trank ich allein zu Haus. Eine ganze Flasche Whiskey! Ich bekam eine Vorstellung davon, was Alkohol im richtigen Moment bewirkt. Mein Schlaf war gut und tief.

Am nächsten Morgen ging nur meine äußerliche Hülle ins Büro. Ich war wie ohnmächtig und nicht in der Lage, einen klaren Gedanken zu fassen. Was kann ich jetzt tun? Zu einem Anwalt gehen? Dem Chef alles erzählen? Abhauen? Besten Freunden alles anvertrauen? Die Katastrophe war unvermeidlich.

An diesem Tag »danach« war ich nicht handlungsfähig und flüchtete mich wieder einmal in ein Gespräch mit Gott. Ein allerletztes Mal bat ich ihn: »Mein lieber Jesus. Bitte lass den Kelch an mir vorübergehen. Auch wenn F. sich selbst angezeigt hat. Ich werde ihn dafür nicht hassen. Wirklich nicht. Aber vielleicht hat er sich nicht wie Judas verhalten und mich nicht an die Staatsanwaltschaft verraten? Ich bitte dich von Herzen. Nur noch das eine Mal.«

Meine Bitte schien erhört. Die nächsten Tage waren wieder erträglicher. Keine Fragen. Keine Hinweise – worauf auch immer. Naiv zu glauben, dass im Hintergrund nichts passierte. Der anstehende Urlaub war bereits gebucht: eine Woche Las Vegas. Mein Garten Eden. Ich hatte kurz den Gedanken, dass ich hierbleiben müsste, um nicht weiter verdächtigt zu werden. Aber Las Vegas rief.

Einige Wochen später, kurz bevor es losging, rief mich die Justiziarin des Mitteldeutschen Rundfunks an und wünschte mir einen schönen Urlaub. Meine Verfassung war so desolat, dass mir dieser Anruf nicht verdächtig erschien. »Es kann sein, dass Sie für eine besondere Konferenz etwas früher zurückkommen müssen«, sagte sie noch, »... denn nur Sie haben hier ja Führungskompetenz.« Auf meine Frage, ob dies denn wirklich sein müsse, erwiderte sie wie aus der Pistole geschossen: »Mehrkosten werden Ihnen natürlich erstattet.«

Im Garten Eden angekommen und im Zustand einer kompletten Verdrängung, bezog ich eine Luxus-Suite in der fünfzehnten Etage mit Blick über den Strip, die Casino-Meile von Las Vegas. Hier konnte ich meiner

Spielleidenschaft frönen. Besonders liebte ich die verschiedenen Arten des Black-Jack-Spiels, allen voran Double Deck. Diese Variante wird mit verdeckten Karten und einem Mindesteinsatz von hundert Dollar gespielt.

Und dann kam der Anruf, dass ich etwas früher zurückkommen müsse. Im Flugzeug: Albträume – umso heftiger, je mehr ich mich der Heimat näherte. Angekommen in meiner Wohnung, war jeder Gedanke an den nächsten Tag und womöglich drohendes Unheil verschwunden. Am Abend des Nikolaustages 2010 machte ich mich auf den Weg in mein heimatliches Casino und saß am Automaten, bis es seine Pforten schloss.

Punkt acht Uhr morgens betrat ich mein Büro. Im Anzug und trotz der nächtlichen Strapazen fit für die Konferenz um neun Uhr. Ich führte noch einen ausgedehnten Plausch mit meiner Bürochefin. Dann – eine Minute vor neun – öffnete ich meine Bürotür, um mich auf den Weg zum Konferenzbereich zu machen. In diesem Moment kamen circa fünfzehn Menschen auf mich zu. Einer fragte: »Sind Sie … Bitte gehen Sie ins Büro zurück.« Alle folgten mir.

Wir standen an meinem Besprechungstisch. Eine kurze Vorstellungsrunde: Oberkommissar 1, Oberkommissar 2, Staatsanwaltschaft, Finanzamt, Revision. Zwei Polizeibeamte postierten sich auf dem Balkon. Später erfuhr ich, warum: zur Sicherung, falls ich mich herunterstürzen wollte.

Einer der Oberkommissare gab mir ein rosa Dokument. Was war das?

Haftbefehle sind auf rosa Papier gedruckt: Fluchtgefahr ist nicht auszuschließen. Kaution nur in Millionenhöhe möglich. Betrug und Amtsmissbrauch. Ich las die zwei

Seiten, und alle Personen im Raum beobachteten mich dabei. Es war still. Keine gespenstische oder ängstliche Ruhe, eher eine abwartende.

Dann passierte etwas Wunderbares: Ich spürte eine große Gelassenheit und fühlte mich souverän. Auf die kurzen Fragen des Kommissars, ob ich den Inhalt des Haftbefehls verstanden habe und mich äußern möchte, konnte ich klar mit Ja und Nein antworten.

Ein großes Glücksgefühl breitete sich in mir aus, viel größer und tausendfach angenehmer als ich es je vor der Lucky Lady erfahren hatte. Jetzt hatte Gott die Nase voll von mir und war nach meinen gebrochenen Versprechen nun endlich konsequent! Jede Angst fiel von mir ab. Die erdrückende Last, die ich jahrelang mit mir rumgetragen hatte – wie weggeblasen. Die Katastrophe war ganz real. Ich musste nichts mehr tun.

Ihre Einsätze bitte

Die Zahlenfolge im Roulette-Kessel kannte ich auswendig und konnte jede mögliche Zahlenkombination fachkundig ansagen, womit der Croupier spielend leicht in der Lage war, meine Jetons auf dem Tableau zu platzieren. Meine wichtigsten Zahlen: 2 und 7. Das war für mich immer klar, denn ich bin an einem 2.7., einem Sonntag, geboren. Ein Glückskind eben.

Nachdem der Croupier die Elfenbeinkugel in die Gegenrichtung des Roulette-Kessels gedreht hatte, zog sie drei, vier schnelle Bahnen. Dann verlangsamte sich ihre Geschwindigkeit und sie suchte das Zahlenfach, in das sie reinfallen würde. Manchmal verspringt die Kugel dann noch einmal und sucht sich ein anderes Fach. Das alles unter den wachsamen Augen eines jeden Spielers.

Oftmals spielte ich meine Lieblingszahl 7 und die beiden direkten Nachbarn der 7 rechts und links: 18, 29 und 28, 12. Und zusätzlich natürlich die 2. Diese Lieblingskombination spielte ich immer mit einem Jeton direkt auf meine Zahlen. Fällt die Roulettekugel auf eine dieser Zahlen, erhält man den höchstmöglichen Gewinn: das Fünfunddreißigfache. Ich hatte Abende, an denen die Kugel bis zu achtmal meine Zahlenfolge traf.

Es faszinierte mich, dieses französische Roulette: ein Ordnungsprinzip mit einer ganz eigenen Sprache, die zu beherrschen einen Profi auszeichnet. So, wie in Filmen über Casinos und Glücksspiel. Solche Streifen haben mich immer in ihren Bann gezogen: »The Gambler« oder »21« erzählen spannende Geschichten von Glücksrittern.

In der DDR, in der ich aufwuchs, gab es ein Roulettespiel für Kinder zu kaufen. Es hatte alle Teile eines professionellen Spieles. Solche Kinderspiele kamen – wie ich nach 1989 in einer Dokumentation erfuhr – auch in illegalen Spielcasinos, meist in privaten Wohnungen, zum Einsatz.

Unser Kinder-Roulette zu Hause wurde einmal im Jahr gespielt. Es war der Heilige Abend nach der Bescherung und dem Abendessen mit – traditionell – Kartoffelsalat und Würstchen. Wir waren zu sechst. Meine Mutter, mein Stiefvater, meine Großmutter mütterlicherseits und meine beiden Schwestern. Mein Stiefvater war der Croupier. Für jeden von uns gab es die gleiche Anzahl Jetons. Gewonnen hatte der mit den meisten Jetons am Schluss. Ich riskierte oft viele meiner Jetons auf einmal.

Gespannt verfolgte ich, wie die Kugel ihre Umläufe im Kessel machte, immer langsamer wurde und dann in die kleine Furche mit der Zahl fiel. Ich war gerade mal acht Jahre und immer fasziniert, wenn ich meine gesetzte Zahl getroffen hatte. Es waren herrliche Glücksmomente, wenn ich den Höchstgewinn erhielt. Lediglich auf Rot oder Schwarz zu setzen, war langweilig für mich. Da gab es beim Sieg den Einsatz nur verdoppelt zurück. Im Laufe des Abends wurde ich immer mutiger, und die Anzahl meiner Jetons schmolz dahin. Das war der Punkt, an dem meine Großmutter ins Spiel kam. Sie war meine Lieblingsoma und ich ihr Lieblingsenkel. Sie konnte mich nicht verlieren sehen und steckte mir immer heimlich unter dem Tisch noch Jetons zu. Meine Eltern bekamen das sicherlich mit, aber es war ja Weihnachten.

Später dachte ich oft, hätten sie mich doch nur verlieren lassen.

Schon damals war auffällig, wie sehr ich Roulette mochte und dass ich immer gewinnen wollte. Wenn die Pleite kurz bevorstand, nahm ich wie selbstverständlich Omas Hilfe in Anspruch. Und schon damals, so meine Mutter später bei einem Besuch im Gefängnis, hätte sie eine gewisse Überkonzentration auf das Spiel bei mir bemerkt, sodass ich alles um mich herum vergaß.

Dass ich offenbar schon als Kind große Spielambitionen hatte, war mir nie klar. Auch nicht während meiner gesamten Spielerkarriere. Fragt sich, was mich bis dahin vor dem exzessiven Spielen geschützt hatte? Meine recht erfolgreiche Sportlerlaufbahn? Oder die Tatsache, dass es in der DDR keine legalen Spielcasinos gab? Dem Spielglück konnte man zu Ost-Zeiten offiziell einzig im Lotto frönen. Das war ab achtzehn erlaubt. Mein Stiefvater und meine Oma haben »Telelotto 5 aus 35« gespielt und – wie viele andere auch – auf einen kleinen Geldsegen gehofft.

Apropos Ost-Zeiten: Damals galt uns Budapest als Weltstadt. Hier gab es West-Platten, und irgendwie schien alles offener als bei uns. Gern und öfter fuhr ich für ein verlängertes Wochenende in die ungarische Hauptstadt, ab 1996 regelmäßig mit Malte, damals noch ein Freund. Und damit begann meine Spielerkarriere »in echt«.

Wir fuhren immer über Nacht mit dem Auto ab Berlin und kamen gegen zehn Uhr im Hotel an. Zunächst gingen wir ausgiebig frühstücken und schliefen dann bis zum späten Nachmittag. Peter, ein Bekannter von Malte, eine imposante Gestalt von zwei Metern Größe, arbeitete als Sales Manager in den besten Hotels von Budapest. Er verhalf uns oft zu einer Suite zum normalen Zimmerpreis. Da ich recht gut verdiente, zahlte ich für Malte mit.

Gegenüber vom Kempinski gab es ein Casino – ähnlich der Spielbank in Berlin – mit einer sofort ins Auge fallenden Aufmachung. Las Vegas ließ grüßen. Peter und Malte schlugen vor, diesem Glückstempel, bevor es zum gemeinsamen Abendessen ging, einen Besuch abzustatten. Ich hatte nichts dagegen und war gespannt, was mich erwartete. Peter schritt voran, und an seinem Auftreten, aber insbesondere daran, wie ihn die Angestellten begrüßten, sah ich, dass er hier Stammgast war. Und auch Malte war hier nicht zum ersten Mal – so, wie er sich verhielt. Er wechselte Geld in Jetons und ging direkt zum Roulettetisch. Dort platzierte er seine Jetons routiniert auf dem Tableau. Meist Rot oder Schwarz. Irgendwann war klar: Schon lange vor mir hatte er Budapest besucht und war offenbar regelmäßig zu Gast im Casino. Nur ich war gerade dabei, meine »Jungfräulichkeit« zu verlieren.

Peter schritt zu einem Black-Jack-Spieltisch, nahm Platz und los ging es. Ich verstand nichts. Meine Fragen zu den Regeln beantwortete Peter zwar kurz, ich hatte aber das Gefühl, ihn zu nerven. Er wollte sich konzentrieren. Spieler lassen sich ungern über die Schulter blicken und beobachten. Nie wieder habe ich so naiv wie dort im Casino in Budapest dem Spiel zugeschaut. Ich traute mich auch nicht, am Black-Jack-Tisch Platz zu nehmen. Später kannte ich die Regeln wie im Schlaf, und nicht nur das, sondern auch alle Varianten von Black Jack.

Übrigens: In meinem Keller steht bis heute eine professionelle Black-Jack-Ausrüstung mit Tisch, Stühlen und allem, was es braucht. Über Jahre veranstaltete ich Spieleabende mit Freunden. Gezockt wurde bis zu meiner Verhaftung um Bares, und ich war der Dealer und die Bank in einem. Oft mit einem guten Schnitt, aber auch mit herben Verlusten.

In Budapest wurde aus dem Kinder-Roulette ein »Erwachsenes«. Es sah genauso aus wie das bei meinen Eltern zu Hause auf dem Esstisch. Allerdings gab es nicht den einen Croupier, sondern gleich vier und einen Spieltisch-Chef. Der saß erhöht auf einem Stuhl, einem Thron ähnlich. Diese »Wächter der Elfenbeinkugel« hatten nichts gemein mit meinem Stiefvater. Als Kind verstand ich diese besondere Sprache des Roulettes nicht wirklich – hatte nur eine Ahnung von den Regeln. Hier in Budapest überraschte mich, wie schnell das Spiel verlief, welch hohe Einsätze getätigt wurden und wie die Croupiers mit dem Jeton-Schieber hantierend exakt die Jetons verteilten und dann noch schnell die Gewinne ausrechneten. Nein, überrascht ist das falsche Wort. Das ganze Prozedere zog mich in den Bann.

Jedes Mal, wenn der Spieltisch-Chef sagte: »Faites vos jeux s'il vous plait«; »Your bets please«, also: »Ihre Einsätze bitte«, startete ein Gewusel am Tisch und die Jetons klapperten. Die Ansagen der Spieler, im Fachjargon Annoncen genannt, kamen in vielen Sprachen. Die ungeheure Professionalität der Roulettespieler ließ mich noch zögern, in das Spiel einzusteigen. Ich wollte nicht als Neuling entlarvt werden. Also trieb mich meine Casino-Entdeckungstour erst einmal zu den Spielautomaten. Fast alle waren besetzt. Bunte Grafiken, Musik und Geräusche. Eine eigene Welt. Von der Bar aus beobachtete ich die Automatenspieler und begriff die Vorgehensweise. Dann traute ich mich. Mit ein paar Forint war ich dabei. Unsicher machte ich mein erstes Glücksspiel am Automaten. Ich glaube, es war ein Märchenspiel: Schneewittchen. Sie war das wertvollste Symbol und brachte den höchsten Gewinn. Die sieben Zwerge waren Joker. Je nachdem welcher Zwerg kam, verdoppelte bis versiebenfachte sich der Gewinn. Die Zwerge waren mir am liebsten. Aber die Automaten überzeugten mich nicht wirklich. Viel lieber wollte ich das Black-Jack-Spiel begreifen. Mit dem Aufbruch zum Abendessen endete mein erster Besuch in einem Casino.

Während unseres Aufenthaltes in der ungarischen Metropole suchten Malte und ich jeden Abend das Casino auf. Oft blieben wir bis in die frühen Morgenstunden. Großzügig half ich ihm über finanzielle Engpässe hinweg, denn meist verlor er allzu schnell seine Jetons. Auch wenn der Umrechnungskurs damals für den Forint sehr günstig war, kam bei den Verlusten doch ganz schön was zusammen. Die Rouletteregeln lernte ich in diesen Nächten durch Beobachtung recht schnell. Ich trat immer entspannter an den Spieltisch.

Meine Roulette-Premiere fand dann einige Wochen später in Berlin in der Spielbank im Hotel am Alexanderplatz statt. Ich zog meinen besten Anzug an und machte mich auf den Weg. Ja, ich war freudig erregt und hatte große Lust, mein neues Wissen zu testen. Ich stieg in den Fahrstuhl und kam mit einer gewissen Coolness in der siebenunddreißigsten Etage an. Die Welt lag mir zu Füßen, und das sogar im wörtlichen Sinn mit einem Blick über das nächtliche, sommerliche Berlin. Das Personal der Spielbank empfing mich freundlich. Und ganz bestimmt wurde ich als aufgeregter Neuling sofort dezent registriert.

Beim Eintritt in den Spielsalon mit acht großen französischen Roulette- und drei Black-Jack-Tischen fiel mein Blick auf die elegante Ausstattung und eine sehr gut sortierte Bar. Aufmerksame Angestellte erzeugten eine besondere Atmosphäre. Ich tauschte tausend D-Mark in

Jetons. An der Bar nahm ich einen Gin Tonic als Mutmacher.

Mit meinen Jetons formulierte ich im Wert von zweihundert D-Mark meine erste Annonce. Ich sagte diese – das ist eine der Grundregeln beim Roulette – beim Croupier an. So kann kein Streitfall entstehen. Daran habe ich mich immer gehalten. Ich spielte meine Lieblingskombination mit 2 und 7. Der Croupier nahm mit einem Lächeln meine Jetons und setzte meine Kombination. Dann »Rien ne va plus« – »Nichts geht mehr«!

Wie schon als Junge verfolgte ich gespannt den Lauf der Kugel. Kein Stiefvater mit dummen Sprüchen, keine nervenden Schwestern, aber auch keine Oma, die mitfiebert und mir was zustecken würde. Ich konzentrierte mich auf die Elfenbeinkugel. 13 – Schwarz – Ungerade! Nichts! Aber: Ich bin doch ein Sonntags- und somit Glückskind! Also musste ich mein Glück weiter versuchen. Wiederholung bitte, und allmählich bekam ich Routine.

Berlin war meine gewählte Heimatstadt und im damals noch nicht ganz so hippen Prenzlauer Berg wohnte ich in einem der ersten schicken Dachgeschosse. Mein Arbeitsort war in Thüringen und ich hatte viel zu tun. So freute ich mich jedes Mal auf ein entspanntes Wochenende mit meinem Freund und unseren gemeinsamen Freunden. Freitagabends verabredete ich mich regelmäßig mit Malte zum Casino-Besuch. Über die ganzen Spielerjahre blieb es bittere Tradition, dass allein ich für das Spielbudget sorgte.

An diesen Abenden in der siebenunddreißigsten Etage hoch über Berlins Mitte fühlte ich mich als etwas Besonderes. Fesch, mit einer gewissen Nonchalance und

Unbekümmertheit. Ein spielerisches Abenteuer. Eine positive Aufregung. Eine Gesellschaft von Gleichgesinnten, in der ein amüsanter Smalltalk jederzeit möglich war. Ein mehr oder weniger geistreicher Austausch darüber, warum der Spielverlauf nun ausgerechnet so war und nicht anders. Vielleicht steckte auch Neid in den Worten und Blicken? Ein anerkennender Glückwunsch kam, wenn eine Serie gelang und ich einen guten Lauf hatte – was bedeutet, dass die Kugel einige Male hintereinander die richtigen Zahlen trifft. Ja, es gab sie, die unfassbar guten Läufe, wie Spieler es nennen. Die Stunden verflogen. Der Kassensturz fiel oft durchwachsen aus. Die finanziellen Belastungen hielten sich aber in Grenzen. Meine Einsätze und die »solidarische« Hilfe für Malte verkraftete mein Konto noch. Eine stille Bilanzrechnung meiner Anfänge im Casino, die ich irgendwann auf acht Quadratmetern mit vergittertem Ausblick machte, ergab die mögliche Finanzierung einer kleinen Eigentumswohnung in der Hauptstadt.

Beiläufig fragte ich an einem dieser Freitagabende eine sehr sympathische Dealerin am Tisch, ob es hier denn auch die berühmt-berüchtigten »einarmigen Banditen« gebe. »Die Automaten befinden sich im Erdgeschoss um die Ecke!« Hätte ich doch nur nicht gefragt. Das klingt floskelhaft, und doch wünschte ich mir im Rückblick auf den sich entwickelnden Tsunami, nie nach den Banditen gefragt zu haben.

Heute gibt es keine Spielautomaten mehr mit einem Hebel an der Seite, der gezogen werden muss, um mechanisch die Walzen mit den Symbolen in Bewegung zu setzen. Die technischen Entwicklungen haben auch die Automatenwelt revolutioniert. Als ich zum ersten Mal im Automatensaal am Alexanderplatz war, begann der

Umbruch. Gerade noch gab es die alten »einarmigen Banditen«. Es überwogen aber schon jene mit einer Bedienung über Tasten. Damit wählte man bequem den Einsatz und startete per Knopfdruck das Spiel. Münzen waren out, hier schob man Geldscheine hinein.

Eine Portion Neugier wird schon dabei gewesen sein, diese besondere Atmosphäre eines Automaten-Saales in der Spielbank einmal zu erleben. Ich war allein und wollte es probieren. Das Glück begann damit, dass ich einen der begehrten Parkplätze auf dem Mittelstreifen im Zentrum Berlins erwischte. Dann betrat ich merklich nervös das Automatenspiel. Ein Drehkreuz am Einlass, der schon den Blick auf mehrere lange Reihen mit Automaten freigab. Die Kasse nebst kleiner Getränkebar. Hinten das WC. Der Spielsaal war voll besetzt, und dicker Zigarettenqualm durchzog ihn.

Am Ende des zweiten Ganges war der letzte Automat in dieser Reihe gerade frei geworden und ich setzte mich auf einen bequemen Stuhl vor die Kiste. Als ich saß, war ich anonym. Beim Eintritt hatte ich das Gefühl, alle – insbesondere das Personal – starrten mich an, gerade so, als würde ich eine Theaterbühne betreten. Hinzu kam, dass Spielen damals noch etwas Anrüchiges hatte. Verboten war es nicht, aber ich wollte auf keinen Fall jemanden aus meinem Bekannten- oder sogar Freundeskreis treffen. Das wäre mir peinlich gewesen. Trotz meiner dann »berauschenden« Spielerkarriere war da immer wieder dieses Gefühl, wie unangenehm es wäre, wüssten meine Freunde davon. Ein Versteckspiel mit Hürden.

Mein Automat war ein »Löwenautomat«. Eine Art Abenteuerspiel im Dschungel. Kein Schneewittchen und ihre sieben Zwerge, wie bei meiner Premiere in Budapest. Ich brauchte etwas Zeit, um dieses Löwenspiel zu verstehen. Man konnte verschiedene Einsätze tätigen. Je höher der Einsatz, desto höher der mögliche Gewinn. Welcher maximale Einsatz damals zulässig war, habe ich vergessen.

Was beim Spiel am Automaten einen gewissen Reiz versprüht, ist die Tatsache, dass man bei einer glücklichen Kombination einen sehr hohen Betrag gewinnen kann. Mit einem Einsatz von hundert DM oder Euro auf die richtige Zahl beim Roulette ist es »nur« das Fünfunddreißigfache. Mit einem wesentlich geringeren Einsatz am Automaten ist oft ein viel größerer Gewinn zu erzielen. Auch wenn eine Gewinnkombination am Automaten seltener kommt als die richtige Zahl am Roulettetisch, scheint genau das – eben diese viel höhere Gewinnmöglichkeit – ein viel höheres Suchtpotenzial in sich zu bergen. Der Automat ist in dieser Zeit – wenn auch nur scheinbar – in meiner Hand, und ich führe mit ihm eine individuelle Kommunikation. Die Euphorie, wenn eine Kombination von Symbolen vollständig ist und selbst schon bei kleineren Gewinnen die Glückshormone durch meinen Körper schießen, ist unbeschreiblich. Das Verlangen danach wird immer größer und macht letztlich wohl süchtig. Davor schützt auch der Intellekt nicht.

Ich konnte mit meinem Leben scheinbar zufrieden sein. Neben einem fordernden und kreativen Job mit guter Entlohnung als Anerkennung hatte ich eine schöne Wohnung in der Hauptstadt und eine am Dienstort. Ich war von Menschen umgeben, die mich mochten und die ich mochte. Und ich lebte in einer Beziehung, auch wenn sie bröckelte. Nun spuckten diese Löwen auch noch zehntausend Mark aus! Damit hatten sie mich fest in ihren Krallen. Mein Willkommensgeschenk: zehnmal die

Gebrüder Grimm auf den Tausend-Mark-Scheinen. So viel Geld hatte ich noch nie in der Hand. In meinem Beruf verhandelte ich zwar über Millionen-Beträge, aber diese Summen standen in einem Vertrag oder auf einer Rechnung und lagen nicht – in Haufen gebündelt – auf einem Tisch.

Der Gewinn war ein hoher Jackpot, weshalb der Automat laute und unüberhörbare Signaltöne von sich gab, eben wie das Gebrüll von Löwen, das für mich in diesem Moment etwas Erhabenes hatte. Ein Ausdruck von Kraft und Stärke. »Seht her, hier bin ich mit Gebrüll. Auch wenn es nur digital ist.«

Sofort ertönte ein unüberhörbares »Ah« und »Oh« in den Reihen des Saales. »Gutes Händchen, junger Mann, denn an dem Automaten ging lange nichts raus«, meinte eine ältere Dame schräg gegenüber.

Das Löwengebrüll hatte etwas mit mir gemacht. Es war um mich geschehen. Nicht, dass ich sofort dem Wahn und der Sucht verfiel. Das kam schleichend. Aber der erste Schritt war getan. Fortan interessierten mich Roulette und Black Jack weniger. Die Anfahrt vom Dienst- zum Heimatort erfolgte nun nicht mehr über die siebenunddreißigste Etage, sondern endete schon im Erdgeschoss. Die Gebrüder Grimm wanderten schnell zurück in die Casinokasse. Die Märchen, die ich mir für meine Freunde ausdenken musste, hätten gut mit den ihrigen konkurrieren können.

Immer öfter wartete ich auf Mitternacht. Warum? Ganz einfach: Dann war es möglich, frisches Geld am Automaten der gegenüberliegenden Bank zu ziehen. Noch spuckte dieser Automat etwas Geld von meinem Konto aus. Wenn es doch auch der Bandit tun würde! Ja, es *sind* Banditen!

Viel zu oft wurde jetzt nach meinem Einsatz gefragt und dies nicht höflich und sympathisch vom Croupier, sondern digital und kühl. Die Anzeige »Kredit« stand immer schneller auf null. Und mein Kontostand begann, ruinös zu werden. Spielautomaten sind raffiniert mit sinnlichen und optischen Reizen ausgestattet. Sie triggern dich und legen einen Schalter in deinem Kopf um. Der Weg zur Sucht ist frei.

Tampere

Es muss in der fünften Klasse gewesen sein, als im Sportunterricht zwei freundliche Personen erschienen. Es waren Funktionäre des Sportbundes, die mit uns Schülern Gespräche über unsere sportliche Entwicklung führten. Ich hatte kein besonderes Talent. Zwar hatte ich mich im Handball-Spielen ausprobiert, aber Fangen und Werfen gehörten nicht zu meinen Stärken. Fußball interessierte mich damals nicht. Meine Fußballbegeisterung kam erst viel später, aber da war es für eine Kariere längst zu spät. Gern wäre ich Torhüter geworden.

Ich war immer einen Kopf größer als meine Mitschüler. Nur Sören konnte da mithalten. Verewigt ist das auf einem Klassenfoto, auf dem wir – die Köpfe zugeneigt und mit einem breiten Lächeln im Gesicht – nebeneinanderstehen. Wir überragen die anderen deutlich. Unsere Körpergröße und vor allem die langen Arme brachten die Funktionäre auf die Idee, uns den Rudersport schmackhaft zu machen.

Als Neunjährige mit unserer weit über dem Durchschnitt liegenden Körpergröße wurden wir von unseren Mitschülern gehänselt. Langer Lulatsch und Riesenbaby – Worte dieser Art taten weh und stempelten uns als Außenseiter ab. Sören und mich schweißte das zusammen. Eine Freundschaft unter Jungs mit der Beschwörung, immer zusammenzuhalten.

Am Rande meiner Heimatstadt Burg fließt der Mittellandkanal. Es gab einen kleinen Hafen für Motorboote und zwei große Bootshäuser mit Kanu- und Ruderbooten, außerdem ein Klubhaus für Vereinszusammenkünfte und Feiern. Bis dahin wusste ich nicht, dass Burg einen Ruderverein hatte. Es war eine Betriebssportgemeinschaft, bei der man für einen kleinen Beitrag Mitglied werden und die Boote nutzen konnte.

Der Vorschlag, zum Rudern zu gehen, stimmte Sören und mich wenig euphorisch. Unser unschlüssiges Achselzucken bedeutete so etwas wie: eigentlich egal. Aber diese sogenannte »Sichtung« als Baustein der erfolgreichen Sport-Nation DDR war kein Vorgang für Freiwillige. Unseren Eltern wurde mitgeteilt, wann das Probetraining mit Auswertungsgespräch stattfinden würde. Aus der Sichtung wurde somit eine Verpflichtung.

Meine Eltern redeten mir zu, es wenigstens zu probieren. Ich empfand das nicht als Drangsalieren, denn immerhin stand fest, dass ich es mit meinem Freund Sören gemeinsam probieren würde. Sören war, so glaubte ich, auch ganz froh, dass wir das zusammen machen würden. Dieses Probetraining wurde ein Meilenstein in meinem jungen Leben.

Mit dem Fahrrad fuhren wir über die große Kanalbrücke. Unser Übungsleiter Reimar begrüßte uns sehr freundlich, zeigte uns das Bootshaus und erklärte einige wichtige Verhaltensregeln. Danach ging es in den Kraftraum, dann zum Bootssteg: Hier legte gerade ein Doppelzweier ab. Neben Sören und mir waren noch acht weitere Jungs aus anderen Schulen gekommen, alle durch die Sichtung ausgewählt und alle viel größer als der Durchschnitt in diesem Alter. So allein war ich also gar nicht. Es gab noch Jungs, die auch mit ihrer Größe haderten und wahrscheinlich auch von anderen gehänselt wurden. Bemerkenswert fand ich, dass der Trainer nun fragte, wer jetzt noch Interesse habe und bleiben wolle. Er betonte, dass hier ernsthaft trainiert werde und dass einige, die hier angefangen hatten, international sehr erfolgreich waren. Klug argumentiert.

Rudern ist eine Konditionssportart. Um Erfolg zu haben, muss man sehr viel trainieren. Auf dem Wasser, im Kraftraum und ganz viel Ausdauerlauf. Rudern ist ein Bewegungsablauf, der alle relevanten Muskelgruppen gleichmäßig beansprucht: Beine, Arme, Rücken und Bauch. Das formt nach und nach ein V-Kreuz. Hinzu kommt eine gute motorische Ausbildung von Gleichgewicht und Rhythmusgefühl. Alles in allem keine schlechten »Begleiterscheinungen«, wenn man fleißig trainiert.

Die lockere und sympathische Art des Trainers überzeugte mich von Anfang an. Ich wollte es probieren. Sören war da skeptischer. Ziemlich groß, aber auch ein dicklicher Junge, der gern viel aß, scheute er die Anstrengung. Aber warum sollten wir beide nicht in einem Zweier rudern? Wir blieben also. Nach dem Umziehen dann die erste Probestunde. Noch mit viel Theorie: Wie heißt was am Boot? Wie ist es zu tragen und zu pflegen? Was ist der Unterschied zwischen Riemen und Skull …? Zum Abschluss lag dann im Wasser ein Einer, in der Fachsprache Skiff. Ein erfahrener Ruderer zeigte uns, wie man einsteigt und ablegt. Und dann sollten wir es alle einmal probieren.

Das war wie in den Schulsportstunden, die ich damals und auch später noch während meiner Abiturzeit hasste. Jeder musste ran und alle schauten zu. Eine Blamage war immer möglich. Und selbst im noch vorpubertären Alter schämte man sich, bekam einen trockenen Mund und hatte pure Angst, zu versagen.

Eine wacklige Angelegenheit, so ein Ruderboot. Es hat einen aus Holz bestehenden, gesäßgeformten Rollsitz, der auf Schienen läuft. Das Einer-Boot ist circa sechzig Zentimeter breit, also sehr schmal. Ich saß wie erstarrt, als ich ein Stück vom Steg abgestoßen wurde. Beide Ruder lagen auf dem Wasser, und es war unglaublich schwer, das Gleichgewicht zu halten. Ich hatte das Gefühl, dass nur eine kleine Bewegung der Skulls unweigerlich zum Kentern führen würde. Nicht eine Ruderbewegung vollzog ich, was auch nicht das Ziel war. Offensichtlich wollte der Trainer nur erst einmal sehen, wie wir uns beim Ein- und Aussteigen bewegten. Alle, die es probierten, waren wacklig und hatten Schiss, ins Wasser zu fallen. Später, als ich die Technik schon sehr gut beherrschte, bin ich trotzdem ab und an gekentert. Es gab aber auch das Ritual, dass jeder richtige Ruderer einmal umkippen und ins Wasser fallen muss.

Auf dem Weg nach Hause bequatschten Sören und ich, ob wir nun wirklich dreimal in der Woche zum Kanal fahren und trainieren wollten. Genau genommen war das aber gar keine Frage, denn schließlich waren wir, nach der Möglichkeit, gehen zu können, geblieben. So viel Anstand – wenn man es so bezeichnen will – hatten wir. Am Abendbrottisch erzählte ich, wie es war und dass wir das Training auf uns nehmen würden. Meine Eltern fragten nichts weiter und meinten nur, dass ich dann doch eine sinnvolle Beschäftigung an den Nachmittagen hätte. Denn zu oft lag ich nach der Schule auf meinem Bett und hörte Radio. Besonders die »NDR 2 – Wunschhits«, moderiert von Carlo von Tiedemann, hatten es mir angetan. »Thank you for the music« von Abba liebte ich und sang immer laut mit. Ein anderer Favorit war Barbra Streisand mit »Woman in love«.

Nun bestimmte – neben der Schule – das Rudern mein Leben. Regelmäßiges Training und erste Wettkämpfe im Bezirk Magdeburg waren angesagt. Nach einem Jahr, also mit zehn, wurde ich das erste Mal Kreismeister im Einer. Mein Langer-Lulatsch-Körper bekam Kontur, sodass die Hänseleien der Mitschüler nach und nach ausblieben. Wohl auch, weil meine Kraft nun mehr und mehr äußerlich erkennbar wurde. Innerlich blieb ich ein Weichei und vermied alles, was eine körperliche Auseinandersetzung hätte nach sich ziehen können. Nur einmal setzte ich meine Kraft gegen einen älteren Mitschüler ein. Meine Schwester, die schwer erkrankt war und eine Zeit lang immer eine Mütze tragen musste, wurde oft gehänselt, fast bedroht. Da schritt ich ein. Mit Erfolg.

Das Rudertraining, das zu Beginn etwas Spielerisches hatte, wurde intensiver. Es galt, die Technik richtig zu erlernen und zu beherrschen, was eine hohe Koordination voraussetzt. Bei Wettkämpfen, den Regatten, kämpfen immer sechs Boote um den Sieg. Die Bahnen sind – ähnlich wie beim Schwimmen – durch Trennleinen gekennzeichnet. Trotzdem muss ein Schiedsrichter Richtungshinweise geben, weil man rückwärts rudert. Er fährt den Ruderbooten hinterher und weist mittels Megafon und weißer Fahne dem Boot mit der jeweiligen Nummer Richtungskorrekturen an. Im Training half der Trainer, der in einem Motorboot fuhr.

Darüber hinaus entwickelt man ein sehr gutes Gespür für die Wasserlinie anhand von Geräuschen, Brücken und Uferabstand. Je besser ich die Technik beherrschte, um so konzentrierter und intensiver wurde das Training. Nach und nach stellten sich erste kleine Erfolge ein. Bald wurden aus drei Trainingseinheiten in der Woche vier. Es schmeichelte mir, dass mich mein Trainer für talentiert hielt.

Manchmal schaffte es mein Freund Sören allerdings, dass ich nicht zum Training ging. Wenn wir mit unseren Fahrrädern auf dem Weg zum Bootshaus waren und die Sonne schien, überredete er mich hin und wieder, zu schwänzen. Wir fuhren dann in eine Kneipe mit Plätzen im Freien und tranken dort Brause und aßen Bockwurst. Es waren unbeschwerte Nachmittage. Jedes Mal mussten wir uns eine plausible Ausrede einfallen lassen. Und gelegentlich plagte uns auch das schlechte Gewissen. Wenn uns für derlei Ausflüge das Taschengeld ausging, suchten wir manchmal in der Umkleidekabine nach ein paar Münzen in den Sachen der anderen. Wir wurden nie erwischt. Es blieb unser kleines Geheimnis.

Sören war mein bester Freund. Auf ihn war Verlass. Aber mit dreizehn Jahren gingen unsere Wege auseinander. Wir sahen uns nicht mehr und wurden getrennt voneinander erwachsen. Als ich später von seinem Tod mit gerade mal vierzig erfuhr, war das ein riesiger Schock für mich. Sein Leben war wohl von großer Einsamkeit geprägt. Keine Familie, und der Alkohol, sein treuer Begleiter, sorgten für das frühe Ende.

Im Training und in den Wettkämpfen zeigte sich mein Talent. Und ich hatte außerdem eine hohe Disziplin. Die Erfolge spornten mich an. Ich wollte mehr davon! Und ich merkte, wie mich das Training voranbrachte. Heute bin ich mir sicher, dass mein Trainer genau wusste, dass der Knoten platzen würde. Er sollte recht behalten. Als endgültigen Vertrauensbeweis erhielt ich mein eigenes Boot – eine Auszeichnung! Ein dunkelblaues Skiff. Alle technischen Details waren auf mich persönlich abgestimmt. Nur ich durfte das Boot fahren! Sein Name »Tampere«.

Tampere ist eine finnische Stadt mit einer wunderbaren Regattastrecke. Was konnte für einen Zwölfjährigen in der DDR motivierender sein, als alles dafür zu tun, einmal in Tampere bei einem Wettkampf zu rudern? Damals war es fast die einzige Möglichkeit, als »Diplomat im Trainingsanzug« in ein so fernes Land zu kommen. Vielleicht war die Grenze doch verrückbar?

Die olympische Regattastrecke von 1936 in Berlin-Grünau mit ihrer großen Zuschauertribüne beeindruckte mich. Von dort hatte man den weiten Blick über die Dahme, einen Nebenfluss der Spree. Ein Hauch von Olympia, auch wenn die Olympischen Spiele in diesem Jahr 1980 ohne die westliche Welt und vier Jahre später die Spiele in Los Angeles ohne den Ostblock stattfinden würden. Ja, und auf dieser Regattastrecke in Berlin-Grünau gewann ich im Sommer 1980 mit »Tampere« meine erste DDR-Meisterschaft im Einer.

Mein Trainer war mächtig stolz. Meine Eltern, meine Schwester und meine liebenswerte Oma feuerten mich beim finalen Endlauf laut an. Und dann: der einzige Sohn und Enkelsohn und der große Bruder mit Goldmedaille um den Hals! Ich war stolz wie Bolle! Zumal nur der Sieger zum Empfang der Medaille am Steg aussteigen durfte. Die Fotos, auf denen ich, der 1,81 Meter große Lockenkopf, mit stolzgeschwellter Brust zu sehen bin, sprechen eine klare Sprache.

Mein Einsatz zahlte sich also aus. Ich wurde – durch recht ausführliche Zeitungsberichte im Lokalteil – eine kleine Berühmtheit. Jetzt verstand ich die Worte meines Trainers vom Anfang besser: Diese Betriebssportgemeinschaft hat schon viele erfolgreiche Ruderer hervorgebracht. *Jetzt* zählte ich dazu.

Im selben Jahr hatte das sozialistische Wohnungsbauprogramm ein Einsehen mit unserer fünfköpfigen Familie. Wir bekamen eine Neubauwohnung mit fließend warmem Wasser und zentraler Heizung. Ich hatte ein Zimmer mit Schwarz-weiß-Fernseher, Radio und Plattenspieler. Ganz allein für mich! Das Paradies kann es also schon auf Erden geben.

Der Wohnungswechsel war mit einem Schulwechsel verbunden. In der neuen Schule stand ganz im Sinne einer sozialistischen Erziehung nicht der Einzelne, sondern das Kollektiv im Vordergrund. Ich hatte durch meine mittlerweile bekannten sportlichen Erfolge aber das Privileg, von den schulischen Freizeitaktivitäten überwiegend befreit zu sein. »Der Marco geht mal schön zum Training für weitere Erfolge, mit denen sich das Land schmücken kann«, hieß es.

Ich will nicht behaupten, nicht Teil des Klassenkollektivs mit all seinen Verpflichtungen gewesen zu sein. Auch ich stand als Thälmannpionier mit rotem Halstuch beim Schulappell. Bei meiner Größe lächerlich. Zumindest für mich. Es war mein sehnlichster Wunsch, endlich in die achte Klasse zu kommen. Wahrscheinlich hatte ich nie wieder so eine Sehnsucht nach dem »erwachsenen« FDJ-Hemd.

Von Montag bis Samstag Unterricht in der Schule. Dann Hausaufgaben – oft mit Carlo von Tiedemann und den »Wunschhits«. Dann mit dem Fahrrad auf zum Training. Damals gab es noch richtige Winter auch auf dem flachen Land. War der Kanal zugefroren, hatten wir intensives Training im Kraftraum zu absolvieren. Hobbys hatte ich keine. Außer: mein großes Interesse für Filme im Kino und im Fernsehen.

Ich wollte vieles wissen, vor allem, was sich hinter den Kulissen abspielte. Meine schönsten TV-Momente: »Einer wird gewinnen!« Meine Mutter sagte manchmal im Scherz, dass ich nicht ganz normal sein könne, so begeistert, wie ich vor meinem Schwarz-weiß-Fernseher hockte und mich über den Moderator Hans-Joachim Kulenkampff kaputtlachte.

An den Wochenenden ging es zu Wettkämpfen. Zwischen April und Oktober waren wir fast immer in der Republik unterwegs. Wir saßen hinten auf dem LKW, an dem auch der Bootsanhänger hing. Untergebracht waren wir im eigenen Zelt. Camping »im Dienst« sozusagen. Das war in der Sommerzeit schön und oft auch wild omantisch. Im April und Oktober bei Wind und Wetter härtete es ab.

Zur Abhärtung gehörte auch, dass ich Schritt für Schritt »sportsozialisiert« wurde. Ein ritualisierter Lebensablauf in sehr jungen Jahren. Ein – wie ich es nenne – »S«-bestimmtes Kinderdasein: Schule, Sport, Schlafen. In der wenigen Freizeit saß ich, sofern keine Regatten stattfanden, samstags und sonntags vor dem Fernseher und verfolgte fast alles – aus Ost und West. Besonders freute ich mich, wenn ich ein Wochenende bei meiner Oma verbringen konnte. Oma meinte, nicht ganz zu Unrecht, dass ich fernsehkrank sei. Kaum war ich am Samstag nach der Schule dort angekommen, saß ich vor der Glotze und am Sonntag nach dem Frühstück gleich wieder. Es war eine klasse Zeit.

Meine Oma verwöhnte mich, den einzigen Jungen, mit allem, was mir gefiel: ungesundes Essen und Trinken, viele Süßigkeiten und wenig Obst – nur die Äpfel aus der eigenen Ernte. Vielleicht ahnte meine Großmutter, dass ich in der Woche ein ziemlich hartes Pensum zu absolvieren hatte.

Der Film am späten Samstagabend hatte es mir angetan, vor allem die Reihe »Der fantastische Film« im ZDF. »Dracula«, »Die Vögel« und »Psycho«: Blockbuster der

Filmgeschichte wurden in dieser Reihe gezeigt. Schockierend und gruselig war das für mich. Oma schlief in der Regel ein oder ging schon ins Bett, nicht ohne den pädagogisch-wertvollen Hinweis, dass ich noch viel zu jung sei für diese Filme. Bestimmt würde ich nachts davon träumen und mich dann ängstigen. Sie hatte recht. Wenn Mitch Brenner in der Schlusssequenz seine Familie vor das Haus führt, wo tausende Vögel rasten und sich auf den nächsten Angriff vorbereiten, mit seiner Familie ins Auto steigt und auf der Landstraße aus dem Horrorszenario verschwindet, stockte mir der Atem. Musste ich dann in meinem Schlafanzug in den kalten Flur hinaus und quasi im Dunkeln über zwei Treppen hinauf in mein Mansardenzimmerchen, lauerten selbstverständlich die großen, unheimlichen Krähen und wollten sich auf mich stürzen, um mir die Augen auszuhacken. Nur meinem Tempo, mit dem ich schnell und geschickt die Treppen nahm, und den dicken Federbetten, unter denen ich mich »verbarrikadierte«, habe ich es zu verdanken, dass ich mein Augenlicht noch besitze.

Es gab keine schönere Zeit als die bei meiner Oma. Viel später wusste ich dann, dass dieserart Erlebnisse dazu beitrugen, dass ich zum Film wollte.

Das erste Jahr der Schufterei hatte sich also gelohnt. Kein Müßiggang mit meinem Freund Sören mehr und kein Trainingsschwänzen. Keine Cola und keine Bockwurst. Im Verein wurde ich, der Jüngste, viel gelobt, weil ich so fleißig war und mich so anstrengte. Die anderen, die erfolgreich ruderten, waren junge Frauen zwischen sechzehn und achtzehn. Ich fühlte mich wie der Hahn im Korb. Und irgendwie ging alles seinen sozialistischen Gang. In der siebten Klasse war ich zwar ein Außenseiter, aber niemand traute sich, mich zu hänseln, und keiner sagte mehr langer Lulatsch zu mir.

Ende 1980 wurde meine jüngste Schwester Silke sehr krank. Es begann alles mit einer Beule am Kopf. Schwere Operationen folgten, und sie musste starke Medikamente einnehmen. Die Familie war in großer Angst, ob sie überleben würde. Das Schicksal meiner Schwester bestimmte im Grunde mehr als ein Jahr lang den Alltag bei uns zu Hause. Meine andere Schwester Simone und ich hatten uns dem unterzuordnen und anzupassen. Mir fiel das nicht allzu schwer, denn ich agierte weiterhin in meinem streng definierten »S«-Alltag mit Schule, Sport und Schlafen. Ich versuchte auch, meine Schwester Simone vom Rudersport zu überzeugen. Anfänglich schien es, dass sie daran Spaß fand. Aber mit einsetzender Pubertät verschoben sich ihre Interessen merklich, und es begann für sie und unsere Familie eine sehr schwierige Phase, die schließlich zum Zerwürfnis führte.

Für meine Mutter war diese Zeit unendlich anstrengend und mit viel Leid verbunden. Ich weiß nicht, woher sie die Kraft nahm, den normalen Alltag mit Arbeit und Kindern zu meistern, zumal sie Silke fast ein Jahr lang täglich in die Schule begleitete.

Mir half das Rudern aus dieser sehr anstrengenden familiären Situation immer wieder heraus. Und inzwischen sprachen sich meine Leistungen auch republikweit herum. Ich ruderte von Sieg zu Sieg. Doch es gab einen Konkurrenten: Thomas aus Potsdam. Immer wenn wir in einer Regatta gegeneinander ruderten, gewann er. Und er sprach das auch aus: »Ich werde immer gegen dich gewinnen.«

Der Sommer 1981 stellte die sportlichen Weichen für mich. Die beiden wichtigsten Wettbewerbe standen vor der Tür: die DDR-Meisterschaft und die Spartakiade. Also so etwas wie Weltmeisterschaft und Olympische Spiele in einem Jahr. Am Tag der DDR-Meisterschaft begrüßten wir uns, und Thomas tönte: »Marco, du gewinnst ja sowieso nicht … und sollte es dir in ein paar Wochen bei der Spartakiade gelingen, dann nur, weil ich zu der Zeit auf Kuba sein werde. Mein Verein hat mir eine Auszeichnungsreise geschenkt.«

Die DDR-Meisterschaft habe ich gewonnen. Mit dem letzten Schlag, der sich anfühlte wie mein letzter Atemzug, überquerte ich als Erster die Ziellinie. Wieder in Berlin-Grünau: Titel verteidigt! Thomas G. aus Potsdam besiegt.

Drei Wochen später wurde ich in meinem Skiff »Tampere« auch Spartakiade-Sieger, wenn auch mit dem Malus, dass Thomas nicht teilnahm. Trotzdem war das eine Genugtuung, und es ließ das Gold der Medaillen noch mehr glänzen. Zum Abschluss der Spartakiade durfte ich nach der Rede des DDR-Verteidigungsministers Heinz Hoffmann, der auch für den Sport zuständig war, den Eid sprechen, erhielt noch eine besondere Auszeichnung von der Radfahrerlegende Täve Schur und durfte im Fernsehen der DDR ein Interview geben, das live ausgestrahlt wurde. Das Studio mit vier Kameras war auf dem Rasen vor der Tribüne aufgebaut. Der bekannte Sportreporter Gottlieb Weise führte das Gespräch mit mir. Ich war furchtbar aufgeregt und zugleich fasziniert von dem ganzen Aufwand. Wie viel doch dazugehörte, eine solche Sendung zu machen! Bevor diese losging, hörte ich aus einem kleinen Lautsprecher die Kommandos des Regisseurs. »Der hat hier das Sagen«, erklärte mir Gottlieb Weise. Während der ganzen Zeit spürte ich nur noch Glückshormone. Immer noch mit der Goldmedaille um den Hals, beschloss ich mit meinen dreizehn Jahren: Ich will zum Fernsehen, am liebsten in die Sportredaktion.

Dieser 23. August 1981, ein Sonntag, ist für mich bis heute noch wegen eines anderen Ereignisses unvergesslich. Am Abend starb der bekannte Komiker Rolf Herricht auf der Bühne des Metropoltheaters. Ich mochte ihn sehr, wie wohl alle in der Republik.

Mit den Siegen bei der DDR-Meisterschaft und der Spartakiade in *einem* Sommer war der Weg nun frei. Wollte ich tatsächlich einmal an den Ort, nach dem mein Boot hieß, nach Tampere in Finnland, musste ich Schüler der Kinder- und Jugendsportschule in Magdeburg werden. Und das war nur möglich, wenn mich der Verein und die DTSB-Kreisleitung delegieren würden. Beste sportliche und schulische Leistungen waren die Voraussetzung und beides hatte ich vorzuweisen.

Meine Mutter und mein Vater überließen mir die Entscheidung. Wenn ich es wirklich wollte, würden sie mich unterstützen. Aber wie würde es sein, mit dreizehn Jahren in einem Internat zu leben? Wissend, dass dann der Rudersport über Jahre mein Leben bestimmen würde? Mit der Aussicht auf einen Olympiasieg!

Ja, ich wollte. Aber es gab keinen Olympiasieg. Nach drei Jahren auf der Kinder- und Jugendsportschule platzte der Traum. Leistungssportler, die »Diplomaten im Trainingsanzug der DDR«, wurden regelmäßig überprüft: Stimmt die sozialistische Gesinnung und vor allem die sportliche Leistung? Obwohl ich einige Titel erkämpft hatte und meine Rudertechnik hervorragend war, fehlte dann doch etwas. Und das hatte biologische Gründe. War ich mit dreizehn schon 1,81 Meter groß, blieb der Wachstumsschub jetzt aus. Ich schaffte es mit siebzehn Jahren nur auf 1,87 Meter, was für ein ziviles Leben als Mann völlig in Ordnung wäre. Für einen Leistungsruderer aber kam es einer Katastrophe gleich. Meine Sportkameraden machten in der Pubertät einen Sprung auf zwei Meter. Auch war ich mit achtundsiebzig Kilo viel zu leicht. Ja, trotz guter Technik ist erfolgreiches Rudern von physikalischen Voraussetzungen abhängig, von Größe und Gewicht. Masse schiebt im Wasser, und lange Arme können weit ausholen, um einen Ruderschlag zu machen. Mit beidem konnte ich nicht mehr mithalten.

Es folgte die Ausmusterung – ein widerlicher Vorgang. Die Leitung vom Rudersportclub Magdeburg teilte mir im Einzelgespräch mit, die sportmedizinische Untersuchung habe ergeben, dass ich nicht mehr ausreichend wachsen würde und meine Wirbelsäule schon zu stark beansprucht worden war. Schließlich hatte ich schon mit neun Jahren angefangen, zu rudern.

Ich musste die Sportschule verlassen und fiel aus dem privilegierten Leben wieder in ein sozialistisch normales. Zurück nach Burg und keine Reise nach Finnland zur Regattastrecke Tampere. Was für eine Enttäuschung. Der Trainingsanzug verschwand im Schrank, und ich fühlte mich als Versager.

Maestro Morricone

Die wenige Freizeit, die wir an der Sportschule hatten, verbrachte ich meistens im Kino. Die Filme ließen mich die alltägliche Härte kurz vergessen. Ich mochte es, mich fallen zu lassen und tief in die Filmwelten abzutauchen. Ob Komödie oder Abenteuer, Historie oder Gegenwart, jeder Film hatte den einen Moment, der mich hineinzog. Meine Helden waren Patrick Swayze, John Travolta, Michael J. Fox, der wunderschöne Pierre Cosso aus Cinderella oder Richard Gere. Kurzum: Der Film wurde zu meiner Leidenschaft. Große Teile meines Taschengeldes investierte ich in die Samstagnachmittagsvorstellung eines versifften Kinos in Magdeburg. In der Regel ging ich allein.

Ich lebte in zwei Welten. Die eine, streng durch den Leistungssport geregelt, in der ich zu funktionieren hatte. Die andere: die der weiten und bunten Filmwelt, in die ich mit Herz und Seele eintauchen konnte. Um mehr über neue Kinofilme zu erfahren, kaufte ich regelmäßig vom Rest des Taschengeldes den »Filmspiegel«. Ich las ihn immer von der ersten bis zur letzten Seite, schnitt Artikel und Bilder aus und klebte sie auf.

Meine Leidenschaft bekam eine Struktur und wurde zum Hobby. In meiner Fantasie und in den Träumen war ich dann auch Regisseur und Schauspieler. Nach außen ließ ich davon nur wenig durchblicken.

»Vielleicht gehe ich zum Film«, antwortete ich bei Familienfeiern auf die Frage, was ich später einmal machen wolle. »Alles Spinnerei«, hörte ich die liebe Familie kommentieren. Das verunsicherte mich, und ich begrub die Idee vorerst.

Aber es kam der Tag, an dem mein vorgeplantes Leben ohnehin wieder diese Richtung einschlug. Es war nach den Winterferien in der zwölften Klasse. Während wir auf die anstehenden Abiturprüfungen vorbereitet wurden, stand schon fest, was nach dem Abitur passieren würde. Ich hatte mich für ein Lehrerstudium für Geschichte und Staatsbürgerkunde in Leipzig beworben. Geschichte schien mir das kleinere Übel zu sein, denn ich hatte keinerlei naturwissenschaftliches Talent. Für vier Jahre Armee entschied ich mich, weil dadurch der Studienplatz garantiert war und es einen Sold von tausend DDR-Mark im Monat gab. In meinem Inneren graulte ich mich vor der Armeezeit. Die Erzählungen von Gedienten reichten mir aus, um zu wissen, dass es eine Qual werden würde.

Zum Auftakt des letzten Schulhalbjahres fand im Pionierhaus meiner Heimatstadt Burg eine Filmveranstaltung statt. Ein neuer sowjetischer Film sollte im Beisein des Regisseurs laufen. Das hörte sich recht spannend an, schon aus dem Grund, weil die Offiziellen der Republik mit Glasnost und Perestroika im Bruderland so ihre Schwierigkeit hatten. Ein Russenfilm aus dem Jahr 1986 und dann noch in Original-Sprache. Ich entschloss mich hinzugehen, konnte aber keinen Mitschüler überzeugen, mich zu begleiten. Da verlangte ich zu viel, trotz aller Sympathien für Gorbatschow. Ich ging also allein. Vielleicht dreißig junge Leute sahen den Film, und anschließend stand der Regisseur Rede und Antwort. Wie der

Film hieß und worum es ging, weiß ich nicht mehr, aber die Diskussion ist mir als lebendig und offen in Erinnerung geblieben. Neben mir saß Mario. Er war drei Jahre älter als ich, also zwanzig. Wir kamen ins Gespräch und er erwähnte, dass er der Leiter des »Theaters des Friedens«, des Lichtspielhauses in Burg, sei.

Dieses Kino hat eine bemerkenswerte Geschichte. Das Haus ist der älteste durchgängig betriebene Kinozweckbau in Deutschland, eröffnet am 3. Juni 1911. Als Mario mir davon erzählte, merkte ich sofort, dass er fürs Kino brannte. Plötzlich spürte ich, wie er nur durch einige Sätze meine Leidenschaft für Filme wieder weckte. Wir redeten lange an diesem Abend. Und bereits ein paar Tage später lud er mich zu sich ein, genauer gesagt, zu seiner Mutter. Sie kochte uns ein schönes Abendessen, und dann verschwanden wir in sein Refugium. Sein Zimmer war ein »Cinema Paradiso«, überall Filmplakate und Film-Devotionalien. Und er hatte eine riesige Magazinsammlung von »Cinema«, der Filmzeitschrift der Bundesrepublik. Mario bekam sie monatlich von der westdeutschen Verwandtschaft zugeschickt. Gemeinsam lasen wir von nun an das »Cinema«-Magazin. Keine Seite ließen wir aus und diskutierten uns die Köpfe heiß. Mario war auch der Leiter des Burger Filmclubs. Ich wurde dort Mitglied und versuchte, egal was gespielt wurde, so oft wie möglich hinzugehen.

Kurz vor den mündlichen Abiturprüfungen sprach mich Mario auf meine Pläne nach dem Abi an. Er fragte nicht zufällig, denn er wollte mir einen Job anbieten. Ich sollte die Gastronomie in der neuen »Kino-Bar« leiten. Die war mit Geldern erbaut worden, die aus Berlin zur Finanzierung der Arbeiterfestspiele kamen, die in diesem Jahr im Bezirk Magdeburg stattfanden. Dazu gehörten tägliche Veranstaltungsangebote, aber eben auch so etwas wie eine Kino-Bar, die der Stadt auch über die Zeit der Festivitäten hinaus erhalten blieb. Sie war als italienische Cafeteria mit bequemen Sesseln eingerichtet und bot eine große Auswahl an Getränken. »Du wirst Stellvertreter vom Filmclub. Du kannst jeden Tag im Kino sein, alle Filme sehen und wir können zusammenarbeiten und etwas bewirken«, versuchte Mario mich von seiner Idee zu überzeugen.

Hatte ich Grund, zu zögern? Nicht wirklich. Meine Mutter fragte nur, ob ich es mir gut überlegt hätte. Nein, hatte ich nicht. Ich verspürte einfach Lust auf einen anderen Weg. Gegen den Strom, wie so einige meiner Helden auf der Leinwand. Und dann sagte sie zu meiner Überraschung, falls ich dort anfinge, würde sie gern mit mir zusammenarbeiten. Sie wollte weg aus der Schuhfabrik »Roter Stern«.

Am schwierigsten stellte sich das Ganze in der Schule dar. Ich ging zum stellvertretenden Schulleiter, der verantwortlich für die Studienlenkung und auch mein Biologielehrer war, und sagte, dass ich meinen zugeteilten Studienplatz in Leipzig zurückgeben wolle. Umgehend trat Stille in seinem kleinen, muffigen Büro ein. Unangenehm. Als ich ergänzte, mein neuer Plan sei, etwas in Richtung Film zu studieren, brach es aus ihm heraus. »Du bist die unsozialistischste Persönlichkeit, die mir je untergekommen ist!« Weitere Tiraden folgten: Was ich mir einbilden würde, meinen Studienplatz zurückzugeben! Und wie ich auf die Idee käme, dass ein Provinzler wie ich Film studieren könne! Es endete damit, dass er mich in seinem Unterricht gar nicht mehr wahrnahm. Um bei einem biologischen Vorgang zu bleiben: Ich war für ihn gestorben.

Die gesamte Lehrerschaft verhielt sich »standfest« und verurteilte mein Handeln, ich aber blieb trotz der großen Widerstände bei meinem Plan. Mit der Rückgabe des Studienplatzes wurde auch meine Verpflichtung für vier Jahre Armee hinfällig. Vielleicht erzeugte vor allem das den Unmut bei meinem Biologielehrer Dr. Möbius.

Wie so oft im Leben brauchte es auch hier den einen Anstoß, der hilft, aus Zweifel eine Gewissheit zu machen und sich nicht beirren zu lassen. Bei mir kam er von meinem Deutsch- und Kunsterziehungslehrer Prof. Machatz. Er war eine Art Vaterfigur, die ich gern zum Freund gehabt hätte. Eine imposante Persönlichkeit, viele dunkle Locken auf dem Kopf und hellwache Augen hinter einer runden Brille. In seinen Deutschstunden waren offene Diskussionen und eigene Interpretationen zum Lehrstoff erwünscht. Und sollte jemand Durst oder sogar Hunger verspüren, durfte derjenige gern von seiner Milch trinken oder vom belegten Brot abbeißen. Eine Wortmeldung musste nicht durch ein Handzeichen, dem gängigen Melden, angezeigt werden. Wer wollte, sprach einfach.

Nach meiner mündlichen Deutschprüfung mit dem Thema Faust contra Mephisto kam er auf mich zu. Er würde mich gern zeichnen. Was für eine Ehre! Ich saß mit einem verschmitzten Lächeln auf einem Stuhl. Noch heute habe ich diese Bleistiftzeichnung. Wenn ich sie betrachte, sind die Zeiten, in denen sich die Weichen für mein Leben stellten, wieder ganz präsent.

Die Sitzung dauerte keine zwei Stunden. Professor Machatz hatte von meinen Plänen, Filmkunst zu studieren, gehört und bestärkte mich, das – trotz Gegenwind – zu machen. Ich solle mich ausprobieren, mutig sein.

Anfang Juni 1986 war es dann so weit: Die Kino-Bar in Burg eröffnete. Meine Mutter, die als einzige ernst zu nehmende Bewerberin als Servicekraft eingestellt worden war, und ich hatten alles auf Hochglanz gebracht. Im »Waren des täglichen Bedarfs«, einem staatlich organisierten Großhandel für Einzelhandelsgeschäfte und gastronomische Einrichtungen für Lebensmittel und ihrer speziellen Delikat-Abteilung für ein besonderes Getränkeangebot, war alles zu haben, was das Herz begehrte. Weit weg von Goldbrand, Wodka und Eselsmilch, einem lieblichen bulgarischen Weißwein, hatten wir Rum, Blue Curacao und andere exotische Getränke zu bieten. Hinzu kamen eigene Cocktail-Kreationen, die Filmtitel wie »Casablanca«, »Manhattan« oder »La Dolce vita« trugen. Mario, der Chef, beschaffte Filmhits, sodass alle in die Kino-Bar strömten. Der Proporz von sozialistischen Filmen und Filmen aus dem kapitalistischen Ausland veränderte sich damals gerade: Es gab jetzt mehr Filme aus dem Westen zu sehen. Als »Otto – der Film« bei uns lief, wurden wir schier überrannt. Wir spielten unzählige Zusatzvorstellungen, schon vormittags ging es los. Ich musste viel Nachschub an Getränken besorgen.

Schließlich kam ein Film zu uns, der mir die absolute Gewissheit gab, dass mein Weg der Richtige war. Drei Stunden und neunundvierzig Minuten war der Film lang. Und jedes Mal schaltete ich das große Licht im Saal erst wieder ein, wenn der letzte Schriftzug des Abspanns verschwand, der Vorhang sich vor die Leinwand schob und der letzte Ton einer Panflöte verstummte. Die Musik Ennio Morricones zum Sergio-Leone-Film »Es war einmal in Amerika« mit dem jungen De Niro überwältigte mich. Meine Seele wurde gestreichelt, immer wieder aufs Neue. Meine Mutter schüttelte den Kopf, weil sie abkassieren wollte. Aber ich war der Herr über das Lichtspielhaus, fühlte mich beseelt und fester denn je entschlossen, zum Film zu gehen. Was hält das Leben doch für Überraschungen bereit. Würde man es verfilmen, erntete man ein müdes Lächeln, weil es zu unrealistisch wäre. Das Leben schreibt eben doch immer noch die besten Drehbücher.

Die Kino-Bar wurde zu einem Ereignis in der Stadt. Die achtundvierzig Plätze waren immer besetzt. An den Wochenenden konnten wir schon ab dem frühen Nachmittag Vorführungen anbieten, an Samstagen noch Spätvorstellungen dazu. So kamen wir an manchen Samstagen nicht vor zwei Uhr nachts raus. Nur ein paar Schritte entfernt gab es ein Hotel mit einer Nachtbar, die bis vier Uhr in der Frühe geöffnet hatte, samstags mit Disco. Mit der Barfrau waren wir gut befreundet, sodass wir immer einen Platz an der Bar fanden. Nach einem Samstag mit fünf Vorstellungen war das eine prima Abwechslung. Muttern und ich tanzten. Sie hatte mich mit zarten siebzehn Jahren zur Welt gebracht. Sie achtete sehr auf sich, ging immer mit der Mode und wirkte sehr jung. Ich war ganz zufrieden mit ihr. Seit sie geschieden war, die Kinder aus dem Gröbsten raus waren und sie eine jetzt abwechslungsreiche Arbeit hatte, blühte sie auf. Man hätte sie und mich durchaus für ein Paar halten können. Natürlich sah ich jünger aus, aber nur ein wenig. Das nutzte meine Mutter strategisch aus. Auf ihrer Suche nach einem neuen Mann gab es viel Auswahl, denn auch alleinstehende Männer, insbesondere Soldaten aus der naheliegenden Kaserne, waren dort. Meine Mutter merkte schnell, wie charmant die jungen Soldaten mit ihr umgingen. Übrigens auch russische Offiziere, was mir durchaus suspekt war.

Meine Erscheinung, noch vom Rudersport geprägt, war imposant. Gefiel ihr einer der Soldaten und wollte sie ihn kennenlernen, war ich der Sohn. Oh, schon so erwachsen, und sie, meine Mutter, noch so jung! Drängte sich einer auf und wurde zudringlich, war ich der Freund. Dann trat schnell Ruhe ein. Meiner Mutter gefiel dieses Spiel sehr gut. Ich war erstaunt, wie viele es waren, die am Tanzen und an mehr interessiert waren. Und so saß nicht selten am nächsten Morgen ein russischer Offizier am Frühstückstisch. Das war gewöhnungsbedürftig für mich. Aber oftmals hatten diese Männer viel mehr Angst vor mir als ich Respekt vor ihnen. Womöglich glaubten sie nicht wirklich, dass ich der Sohn war.

An einem Freitag vor der Spätvorstellung arbeitete ich gerade im Getränkelager der Kino-Bar, als meine Mutter aufgeregt zu mir gestürmt kam: »Marco, du glaubst nicht, wer mit seiner Frau draußen in der Bar sitzt. Dein Vater. Dein leiblicher, dein biologischer Vater, Alwin.«

Meine Mutter war außer sich. Ich weiß nicht, wie lange sie kein Wort mehr miteinander gesprochen, wann sie sich zuletzt gesehen hatten. Er wusste offenbar, dass sie jetzt hier arbeitete. Klatsch und Tratsch in der Kleinstadt eben. Was nicht klar war, ob er wusste, dass auch ich hier arbeitete.

Vier Jahre zuvor, mit fünfzehn, hatte ich eher unabsichtlich erfahren, dass mein Vater Dietmar nicht mein leiblicher Vater war. Im Grunde interessierte die Story mich nicht wirklich. Für mich brach auch keine Welt zusammen.

Seit ich denken konnte, war Dietmar da. Ich vermisste nichts. Im Gegensatz zu meiner Schwester Simone hatte ich kein gesteigertes Interesse an Nachforschungen oder den Drang, unseren leiblichen Vater endlich kennenzulernen.

Nun sollte es so sein. Meine erste Begegnung mit meinem Vater. Ich war neunzehn … dachte ich noch und erinnerte mich an den gutaussehenden Jaecki Schwarz im gleichnamigen DEFA-Film. In meinem Kopf war nur der Titel, nicht die Handlung. Kein vergleichbares Schicksal!

Nachdem die meisten Gäste die Bar verlassen hatten, blieb ein Tisch mit zwei Personen besetzt. Ich stand hinterm Tresen, erledigte die letzten Arbeiten für diesen Tag und konnte den Tisch dabei gut beobachten. Mein Vater schien aufgeregt zu sein. Er trug einen Vollbart. Das Haar schon gelichtet und recht beleibt, wirkte er alt. Obwohl er sogar ein Jahr jünger als meine Mutter war. Als er damals schon mit sechzehn Jahren Vater wurde, bestand er als großer Fan von Marco Polo, dem Weltenbummler, auf den Namen Marco für mich. Wäre es nach meiner Mutter gegangen, hieße ich Alexander.

Jetzt ließ es sich also nicht mehr vermeiden. Ich ging mit einer Flasche Rotwein in der Hand zum Tisch. Meine Mutter saß schon dort. Ich begrüßte meinen Vater und seine Frau Brigitte. »Hallo Marco, wie schön, dich endlich kennenzulernen. Ich habe ja schon viel von dir gehört und über dich in der Zeitung gelesen, als du noch gerudert hast. Ich war wirklich ziemlich stolz auf dich«, behauptete er voller Inbrunst in einem stark ausgeprägten, in unserer Gegend typischen Dialekt. Es war ein Abtastgespräch, nett und mit vielen Worthülsen. Mehr hatte ich auch nicht erwartet. Nach dreißig Minuten schrieb er mir seine Adresse auf und lud mich zu einem Besuch ein. Wir verabschiedeten uns mit einem Händedruck, ohne Umarmung. Nicht wie im Film, wenn Vater und Sohn endlich zueinander gefunden haben.

Kaum war er weg, löcherte mich meine Mutter. »Sag, wie findest du ihn? Wirst du seine Einladung annehmen? Von mir aus kannst du. Ich habe nichts dagegen. Dein Vater wird auch immer fetter. Aber die Brigitte kenn ich noch gar nicht richtig. Also sag, wenn du noch was wissen willst.« Slapstick. Ich kam kaum zu Wort.

Dieser Abend hielt noch eine Überraschung parat: Als ich die Adresse auf dem Zettel las, verstand ich die Welt nicht mehr. Alwin und seine Familie wohnten schräg gegenüber meiner Großmutter. Meiner Lieblingsoma, bei der ich als Kind immer spät Fernsehen durfte. Die Mutter meiner Mutter wusste, dass mein Vater einen Steinwurf entfernt wohnte, und sagte mir kein Sterbenswörtchen? Was für ein Geheimnis wurde hier gehütet? Welcher Familienzwist durfte hier nicht ans Licht kommen? Die notierte Adresse warf viele Fragen auf. Den nächsten Besuch bei meiner Oma konnte ich kaum erwarten.

Meine Oma war genauso neugierig wie meine Mutter. Fix hatte sie einen Kaffee gebrüht und frischen Bienenstich auf den Tisch gestellt. Ich spürte ihre Ungeduld und legte sofort los, erzählte ihr von der Begegnung mit meinem Vater in der Kino-Bar und fragte, ob sie wusste, dass er direkt gegenüber wohnt. Erstaunlicherweise druckste Oma nicht herum. »Jott sei Dank ist die Geheimniskrämerei jetzt vorbei. Jott sei Dank!«, sagte sie mit großer Erleichterung. Das »Jott« für den Himmelsvater betonte sie, die sozialistische Aktivistin und Atheistin, auf ihre ganz eigene Art. Anna, vollständig Annemarie, also meine Mutter, habe ihr verboten, über meinen leiblichen Vater zu reden und sogar mit Enkel-Entzug gedroht. Er und seine Familien wohnten dort bereits, als ich noch in größter Angst war, dass mich die Krähen des Mister Hitchcock in den Hals picken würden. Mein

Vater konnte also beobachten, wie ich aufwuchs, ein Blick aus seinem Fenster genügte. Ich sollte es partout nicht erfahren, damit ich nicht anfinge, Fragen zu stellen. Meine Oma war also das Werkzeug meiner Mutter, dachte ich. Oma ging dann zum Stubenschrank und wühlte eine gefühlte Ewigkeit in alten Fotos. »Jott, wo habe ich denn nur dieses Foto? Ah, Jott sei Dank, hier isses ja!«

Eine Schwarz-weiß-Fotografie im typischen Stil der ausgehenden sechziger Jahre. Meine adrette Mutter im sommerlichen Kleid und mit hochgestecktem Haar schob einen Kinderwagen – offen, ohne Abdeckung. Ein Junge saß kniend mit kurzem Hemdchen und angeschnallt im Wagen, mit Blickrichtung zum Fotografen. Neben meiner Mutter ein neunzehnjähriger schlanker Mann mit kurzem, gepflegtem Haar und verschmitztem Lächeln. Mein Vater. Ich war absolut überrascht, fast geschockt. Er sah genauso aus wie ich mit meinen neunzehn Jahren! Wie ein Zwillingsbruder. »Oma, das ist nicht wahr, oder?« Doch, bestätigte meine Oma.

So bekam ich eine Antwort, die ich unbewusst schon lange suchte. Ging ich als Jugendlicher mit meiner Mutter gemeinsam durch das Stadtzentrum, traf sie alle naselang Bekannte und musste immer ein Schwätzchen halten. Und jedes Mal meinten diese Bekannten: Mensch, Annemarie, der Große, wie sein Vater! Und immer wunderte ich mich, wieso kannten diese Leute Dietmar? Mein Stiefvater war doch in Sachsen in der Nähe von Leipzig aufgewachsen. Die Leute sahen in mir immer den jungen Alwin. Mir war nun aber auch klar, dass ich zwanzig Jahre später so aussehen würde wie der Mann, der in der Kino-Bar vor mir gesessen hatte. Der Kommentar meiner Mutter hallte mir in den Ohren: »Der ist fett geworden.« Konnte ich das vermeiden? Sind Gene manipulierbar?

Und ich erhielt noch eine Antwort. Als Kind saß ich gern vor dem Fernseher und trommelte mit, wenn eine Musikband zu sehen war. Auch hier der Kommentar der Verwandtschaft: Marco trommelt, wie sein Vater damals. Dietmar trommelte nie irgendwo. Aber Alwin, mein richtiger Vater, war Schlagzeuger und spielte in einer Band jeden Samstag zum Tanz. Hier hatte er meine Mutter mit seinen Blicken verzaubert und mit seinem Charme verführt. Er muss sehr gut getrommelt haben. Und meine Mutter, damals gerade ausgelernte Friseurin, wollte ihm unbedingt die lockigen Haare schneiden.

Welche Überraschungen und vielleicht Eingeständnisse würden noch auf mich warten? Wer weiß, was alles unentdeckt war und noch ist? Besonders aufschlussreich war das Gespräch, das ich dann mit meiner Mutter führte, nicht. Sie wich konkreten Fragen nach dem Warum und Wieso dieser Geheimnistuerei aus. Ich wollte sie nicht in die Enge treiben, um die Arbeitsatmosphäre am Tresen nicht zu belasten. Und nicht zuletzt war ich ganz und gar mit meinen Gedanken beschäftigt, wie es weitergehen sollte.

In einer Filmvorführung am Nachmittag saß ein junger, hochaufgeschossener Mann in meiner Kino-Bar. Er trank Apfelsaft. Nach der Vorführung ging ich zum Tisch, um zu kassieren. Ich erhielt ein großzügiges Trinkgeld und fing, gastronomiefreundlich wie ich war, einen Smalltalk an. Dass ich ihn noch nie hier in unserer »italienischen Cafeteria« gesehen hätte ... Ob es ihm bei uns gefiele ... Wo er denn herkäme ... Er wohne auf einem verlassenen Gehöft in einem kleinen Dorf nahe Burg und sei Student an der Filmhochschule in Potsdam. Wo? Die nächsten Apfelsäfte gingen aufs Haus. Charmant versuchte ich, Frank zum Bleiben zu überreden. Bis zur nächsten Vorstellung war noch Zeit. Und ich hatte in der Tat viele Fragen. Zum ersten Mal traf ich jemanden, der das machte, was ich wollte: Film studieren. Meine Vorstellungen dazu waren wirr und chaotisch. Heute reichen zwei, drei Klicks im Netz und man hat die Basics. 1986 brauchte es genau diese zufällige Begegnung zwischen der Nachmittags- und Abendvorstellung von »Es war einmal in Amerika«.

Nach dem Gespräch war klar, dass ich es jetzt in meine Hände nehmen musste. Da war niemand mehr, der lenkte, leitete oder vorgab, was zu tun war: kein Trainer, kein Lehrer, auch nicht meine Eltern. Mein Kampfgeist war angestachelt. Ich wollte diesen Stuienplatz haben. Ich wollte mir diesen Traum erfüllen – selbst, wenn vieles noch nebulös erschien. Und ich wollte Herrn Möbius klar machen und beweisen, dass diese »unsozialistischste Persönlichkeit« aus der Provinz ihren Weg gehen würde.

Was Frank mir erzählte, war wie eine Initialzündung.

Meine Mutter traute dem Frieden nicht und meinte, ich solle mich nicht verrennen. Nicht immer alles glauben und sofort vertrauen. Nur, was hatte ich zu verlieren?

Ich folgte nach unserem ersten ausgiebigen Apfelsaft-Gespräch seiner Einladung. Wir saßen in der Bauernstube seines Gehöfts. Zwar hatte Frank etwas verschrobene Sichten auf das Leben, aber das schreckte mich nicht. Trotzdem wurde mir etwas mulmig. Zwischen allerlei staubigem Krimskrams stand ein alter Fernseher, an den ein Videorekorder angeschlossen war. Das gab es selten in der DDR. Und die Filme, die Frank mir zeigte, waren eine noch größere Sensation. Es waren schwule pornografische Bilder, die mich erregen sollten. Mich irritierte und verstörte das. War ich doch gekommen, um mehr über die Filmhochschule zu erfahren. Es wurde ein kurzer Aufenthalt.

Ende 1986. Das Gelände des DDR-Fernsehens in Berlin-Adlershof erschien mir wie ein Hochsicherheitstrakt. Glücklicherweise lag meine Anmeldung an der Betriebswache ordnungsgemäß vor. Ich hatte ein Bewerbungsgespräch für ein einjähriges Volontariat – Voraussetzung für ein Studium an der einzigen Filmhochschule der DDR. Den Tag habe ich bis heute in Erinnerung. Ohne familiären Anhang ging es auf große Fahrt nach Berlin. Meine Frau Mama hatte die besten Sachen rausgelegt. Keine Jeans, sondern eine Stoffhose und das Hemd aus dem »Exquisit«. Von Burg bis Schönefeld fuhr ich mit dem Zug und stieg dann in die S-Bahn. Als Kind dachte ich immer, dass der Name daherkam, weil man dort etwas essen konnte. Es geht halt nichts über die eigenen Erfahrungen.

Selbstredend wollte ich zu diesem wichtigen Gespräch nicht zu spät kommen und plante genügend Zeit ein. Die war auch nötig, das Gelände des staatlichen Fernsehens war riesig. An der Wache erhielt ich eine Skizze, die den Weg wies.

Auf halber Strecke zum Gebäude H1A rief plötzlich jemand: »Entschuldigen Sie bitte, können Sie mir helfen? Mein Auto springt nicht an und ich bräuchte jemand, der es anschiebt.« Umgehend ging mir durch den Kopf, dass ich mich dabei einsauen würde und meine Karriere ein jähes Ende finden könnte, bevor sie überhaupt angefangen hatte. Trotzdem schob ich das Auto, Marke Wartburg, erfolgreich an. Und dann erkannte ich ihn. Es war Frankie Boy, also Frank Schöbel, der Schwarm aller Frauen, der mich da um Hilfe gebeten hatte. Das wiederum wertete ich als positives Signal für meinen Start in die Film- und Fernsehbranche. Wieder zu Hause angekommen, schmückte ich das Zusammentreffen mit dem Promi derart aus, dass es eine unvergessliche Anekdote wurde.

Meine Vorstellungsrunde verlief gut. Die Entscheider über das Volontariat im DDR-Fernsehen gaben mir die Aufgabe mit, einen Plan samt Kosten zu erstellen, denn ich hatte erklärt, beim Film oder Fernsehen später in Richtung Produktion gehen zu wollen. Ich sollte für eine fiktive Gruppe von Jugendlichen aus Prag, die meine Heimatstadt Burg fünf Tage lang besuchen wollten, alle organisatorischen und inhaltlichen Details entwerfen und mit einer realistischen Kostenbewertung versehen. Es half, dass ich mir bei meiner Arbeit in der Kino-Bar das nötige Rüstzeug für Barbetrieb, Berechnungen und Kalkulationen nach und nach angeeignet hatte. Und jede Menge Filme, über deren Dramaturgie ich im Filmclub nachdenken und sprechen konnte, hatte ich mir sowieso angeschaut. Diese beiden Voraussetzungen schienen mir zu passen, um einen organisatorischen Beruf im Filmbusiness zu ergreifen.

Meine Ausarbeitung schickte ich dann nach Adlershof. Ein Volontariat wäre in der Tat der erste Schritt, den Traum fassbar zu machen, und bedeutete auch die Abnabelung von der Provinz.

Ein zweites Gespräch fand in Potsdam-Babelsberg an der Filmhochschule statt. Mein Plan war okay, riss zwar niemanden vom Hocker, aber meine Leidenschaft für den Film muss die Entscheider überzeugt haben.

Ja, und im Frühjahr 1987 kam das Schreiben mit dem fixen Datum, ab dem mein Leben, so fühlte ich es in diesem Augenblick, richtig beginnen sollte. 1. September: Start des Volontariats. Unterkunft im Arbeiterwohnheim Berlin-Lichtenberg.

Zweimal Mrs. Robinson

Ich hatte die Zulassung für das Volontariat beim DDR-Fernsehen in der Tasche und konnte nicht anders, als damit zu meinem Lehrer Möbius zu gehen. Mit einem überheblichen Grinsen präsentierte ich in seinem muffigen, kleinen Büro das Zulassungspapier. »Wer kommt hier nicht raus aus der Provinz?«, fragte ich in meiner jugendlichen Arroganz.

Die Fernsehleute rieten mir in dem Schreiben noch, bis zum Start des Volontariats eine andere Arbeit aufzunehmen, bei der ich kulturelle Veranstaltungen organisiere, um mein Talent zu erproben. Ich fand etwas beim Rat des Kreises meiner Heimatstadt. Die Abteilung Kultur beauftragte mich mit der Vorbereitung und Durchführung von Tanzveranstaltungen. Also organisierte ich Discos in unserem Kulturhaus für Personen ab achtzehn. Der Tanz begann um einundzwanzig Uhr und ging bis früh um vier. Damit wurde ich bei den jungen Leuten in meiner Heimatstadt schlagartig bekannt. Die Kino-Bar musste ich dafür leider verlassen. Aber für die wenigen Monate, bis ich nach Berlin umziehen würde, war das völlig in Ordnung. Nach all den Anstrengungen der letzten Jahre hatte ich jetzt sogar Zeit nachzudenken, was alles passiert war und wie ich mich so fühlte. Ich kam mir schon recht erwachsen vor. Die Internatszeit war lehrreich, insbesondere was mein Durchsetzungsvermögen betraf. Doch der herbe Verlust einer möglichen Sportkarriere nagte noch immer an mir, ohne dass ich verstand, welche psychischen Auswirkungen das hatte. Es war eine Niederlage, und die tiefe Enttäuschung darüber wurde durch den banalen Alltag überlagert.

Ein Ereignis aus meiner Zeit an der Sportschule hatte sich tief eingebrannt. Ich galt als sehr aufgeschlossen und unterhaltsam, organisierte einige Feste mit, bei denen wir Sportler viel Spaß hatten. Aber dann zog ich mich zurück, und mein Lachen wurde seltener. Meinem Freund Heiko – einem Fußballspieler, mit dem ich viel Zeit im Internat verbrachte – fiel das auf. Ich schämte mich und wollte nichts erzählen. Heimlich tranken wir hin und wieder Alkohol, und da wurde ich etwas gesprächiger: Heike, eine junge Lehrerin an der Sportschule, die auch für die Freizeitarbeit im Internat verantwortlich war, hatte mich verführt. Ihre Einladung zur Wohnungseinweihung kam zunächst völlig unverfänglich daher. Sie war glücklich, endlich eine eigene Wohnung zu haben. Als ich bei der Party ankam, fehlten die anderen Gäste. Wo sind sie? Ihre Ausrede war nicht überzeugend, aber ich schöpfte keinen Verdacht. Heike und ich hatten bisher freundschaftlichen Umgang gepflegt. Der »Gotano«-Wermut war süffig und zeigte seine Wirkung. Nach der ersten Liter-Flasche stand schnell eine zweite auf dem Tisch. Wir sprachen über dies und das, nichts Anzügliches. Im Fernsehen liefen – nebenbei – die Olympischen Winterspiele in Sarajevo. Nach der zweiten Flasche signalisierte ich, dass es Zeit sei, meinen Heimweg ins Internat anzutreten. »Nicht doch«, sagte sie. »Ich lasse dich doch jetzt nicht in die klirrende Kälte raus. Du kannst hierbleiben.« Ich ging kurz zur Telefonzelle vor dem Haus und rief im Internat an, dass ich erst morgen früh kommen würde. Die Kontrollvorschriften verlangten das, und ich war ein vorbildlicher Internatsschüler. Wieder in der warmen Stube, stand ich mit dem Rücken am Kachelofen, während meine Gastgeberin die Sitzcouch zum Schlafbett verwandelte. Dicke schwere Federbetten. Warum zwei davon? Der Wermut entfaltete sich prächtig. Ich verstand erst, was passieren sollte, als Heike mich sanft an die Wand drückte und anfing, mich auszuziehen. Nein, sie übernahm das komplett. Nackt flitzte ich zur Bettcouch und verschwand unter den schweren Federbetten. Als ich flach lag, drehte sich alles wie ein Karussell in meinem Kopf und ich konnte die Augen nicht schließen.

Eine Kerze brannte noch. Stille im Zimmer. Heike neben mir, und mich überkam die Angst. Was denkt sie? Was erwartet sie? Noch nie hatte ich sie bisher als Frau wahrgenommen. Sie war nett, aber untersetzt pummelig. Nicht begehrenswert für mich. Sie machte sich nun aber daran, den Maffay-Song »Und es war Sommer« in die Tat umzusetzen. Das Einzige, was nicht stimmte, war das Wort »Sommer«. Ich wusste nicht, wie mir geschah, als sie mein gerade so schön angewärmtes Federbett wegzog. Ein Schock, der mich frieren ließ. Der Alkohol vereiste in meinen Blutbahnen. Schlagartig war ich nüchtern. Aus dem flach Liegen sollte ein »Flachlegen« werden. Es wurde eher ein »flach Drücken«. Mit einem nicht zu stoppenden Schwung landete das Rostocker Mädel, studierte Biologielehrerin und Aktivistin der Freien Deutschen Jugend, plötzlich auf mir. Meine Schockstarre ging in eine Art Leichenstarre über. Es folgten gestammelte Ansagen, eher Anweisungen. Schließlich meinte sie, die Frau Lehrerin, mich unterweisen zu müssen. Zum Beispiel, wie ich mit großen Brüsten umzugehen hätte. Sie drückte sie mir dermaßen ins Gesicht, dass ich keine Luft mehr bekam. Das konnte Maffay doch nicht ernsthaft gemeint haben?

Ich war froh, dass mein schlaffer Schwanz nicht zum Thema wurde. Nur befreien wollte ich mich von Heike. Ob die Wirkung des Alkohols oder mein dilettantisches Verhalten dafür sorgten, dass die Rubensfrau endlich von mir abließ, weiß ich nicht. Als sie sich auf ihre Seite im Bett zurückwälzte, spürte ich, wie enttäuscht sie war.

Mit offenen Augen neben ihr liegend, sehnte ich den Morgen herbei. Kurz vor acht zog ich mich an und wollte nur noch weg. Heike servierte mir mit vorgespieltem Frohsinn einen türkisch aufgebrühten Kaffee. Als ich dann endlich wegkam, fielen die Worte zur Verabschiedung recht einsilbig aus: »Du weißt, dass das kleine Erlebnis eine Vertraulichkeit bleiben soll?« Ja, sagte ich.

Noch nie hatte ich mich so nach meinem Internat gesehnt. Ein kalter Samstagmorgen. Viel Schnee in der Stadt. Angekommen, duschte ich gefühlte drei Stunden. Ich hockte in der Dusche und ließ das warme Wasser über mich laufen. Am Wochenende um diese Zeit war das Internat leer, sodass das lange Laufen des Wassers im ganzen Haus zu hören war. Die verantwortliche Erzieherin kam mit Geschrei in die Dusche. Als sie mich zusammengekauert und wohl auch mit Tränen in den Augen dort sitzen sah, hielt sie inne. Sie bat mich freundlich zu einem Kaffee. Sie fragte nichts. Was sollte ich auch erzählen, außer einer Lüge?

Ich verdrängte das Erlebnis. Heike und ich redeten nie wieder ein Wort miteinander. Natürlich fiel das den anderen auf, aber nur Heiko konnte ich nach langem Zögern davon erzählen. Er lachte. Aus Verlegenheit. Damit hatte er nicht gerechnet. Ich fühlte mich als Versager, hatte es nicht gebracht. Hörte ich anderen zu, die voller Stolz ihre ersten »Flachgelegt-Erlebnisse« erzählten, hatte ich nichts beizutragen. Da blieb nicht mal der zynische Trost, dass es eine Lehrerin war. Die Reifeprüfung bei »Mrs. Robinson« hätte ich nicht bestanden. Aber eine zweite Mannesprüfung sollte auf mich warten.

Die Abiturzeit war eine recht einsame. Es gab keine gemeinsamen Interessen mit meinen Mitschülern. Ich war denen egal und die mir auch. Es lag wohl an den unterschiedlichen Entwicklungsständen. Der Leistungssport prägt insbesondere, wenn man sehr jung ist. Frühzeitig werden strenge Disziplin und die Stärke abverlangt, alles nur dem einen Ziel Erfolg unterzuordnen. So wird man schneller erwachsen. Und ich merkte in meiner Abi-Klasse, wie kindisch vieles diskutiert wurde. Ich suchte mir etwas, das mich forderte und mir Spaß machte und nahm das Angebot an, Übungsleiter in meinem ehemaligen Ruderverein zu werden. Dafür machte ich den Motorboot-Führerschein und erhielt die Verantwortung für eine Gruppe von sieben Jungen im Alter von elf bis zwölf Jahren. Denen sollte ich das Rudern beibringen. Das gefiel mir. Und offenbar hatte ich ein pädagogisches Talent. Für die Jungs war ich eher der größere Bruder und – sicherlich wegen meiner früheren Erfolge – auch ein Vorbild. Wir kamen gut miteinander aus.

Als Übungsleiter mit Amateurstatus wurden wir von einem erfahrenen Trainerstab angeleitet. Reimar, mein erster Trainer, gehörte dazu und eine junge, ehrgeizige Trainerin. Kerstin, Ende zwanzig. Sie trat resolut auf und forderte Disziplin und Ergebnisse von ihren Übungsleitern. Ich befolgte die Anweisungen ohne viel Diskussion und Tamtam. Ob ihr das reizvoll erschien, weiß ich nicht.

In der kühleren Jahreszeit spielten wir oft Handball in der Sporthalle. Nach einer dieser Trainingseinheiten sprach Kerstin mich an. Sie würde gern noch einige Pläne für die nächsten Übungseinheiten besprechen. Ob ich denn etwas Zeit habe, sie zu Hause zu besuchen. Es würde auch etwas Leckeres zu essen geben. Kein Problem, dachte ich. Mit meinem Fahrrad machte ich mich auf den Weg.

Sie und ihr Mann hatten ein eigenes Haus am Rande von Burg in der Nähe des Kanals. Auf meiner Fahrt fiel mir noch ein, dass sie erst vor kurzem ein Baby bekommen hatte. Mich erwartete ein festlich gedeckter Tisch. Ein Dinner für zwei, die Anmutung so, als erwarte sie ihren Liebhaber. Sie hatte sich besonders schön gemacht. Eigentlich kannte ich sie nur im Trainingslook. Und nun Kleid und Make-up. Schnell vermutete ich, dass es nicht nur um Trainingspläne gehen sollte. Ihr Mann, das wurde im Flur klargestellt, war als Reservist bei der Nationalen Volksarmee und nicht in der Stadt.

Kerstin schenkte mir ein Glas Wein ein, ohne zu fragen, ob ich überhaupt wollte und durfte. Mich überkam eine gewisse Nervosität. Die verstärkte sich, als Kerstin mir bei Spaghetti mit selbstgemachter Bolognese gestand, dass sie sich verliebt habe. Oh, wie schön dachte ich. Bis mir klar wurde, in wen. In einem ausführlichen Liebesgeständnis erfuhr ich nun, was meine Trainerin alles reizvoll fand an mir. Besonders gefiel ihr offenbar, dass ich nicht wie die anderen Übungsleiter mit ihr rumalberte, sondern recht distanziert war. Wenn ich ihren Worten Glauben schenken durfte, hatte das ihre Neugier geweckt. Ich sei – da war es wieder – schon so erwachsen. Ein Kompliment? Der Liebesmonolog mit schlafendem Baby im Nebenzimmer musste mit der Frage enden, die ich befürchtet hatte. Ihr erwartungsvolles Gesicht dramatisierte das Ganze. Und du? »Empfindest du auch etwas für mich?« Noch nie hatte ich darüber nachgedacht. Es war mir nicht einmal ansatzweise in den Sinn gekommen, dass diese Frau ein erotisches Interesse an mir haben könne. Waren das unerfüllte Sehnsüchte? Vermisste sie ihren Mann? Gab es keinen Sex, weil das Kind da war? Was sollte ich machen? Und dann kamen die Bilder in meinen Kopf, die ich inzwischen verdrängt hatte: die winterliche Verführung durch Heike.

Das kann nicht sein, dass ich das jetzt erneut erlebe. Die pure Angst erfasste mich. Ich würde doch wieder versagen. Kurz nach der Nachspeise kam unverhohlen die Bitte nach einem Vorspiel. Und ich musste begreifen, dass meine Empfindungen gar nicht wichtig waren. Sie wollte mich. Basta! Der Aufforderung, ins Schlafzimmer zu gehen, mich auszuziehen und ins Bett zu legen, folgte ich ohne nennenswerten Widerstand. Ich merkte, dass der Antrieb, mich zu fügen, nur deshalb da war, weil ich mich beweisen wollte: Jetzt stehe ich meinen Mann. Jetzt will ich es richtig machen. Sie verschwand kurz im Bad, und während ich so dalag, gespannt, was kommen würde, musste ich lachen. Die Situation war skurril. Gerade Mutter geworden, Mann bei der Reserve und nun liegt hier der unerfahrene Liebhaber. Eine Trophäe für die taffe Trainerin.

Ich hatte mir die einzelnen Liebesschritte schon vorgestellt. Tatsächlich aber war ich zur Passivität verurteilt. Nichts sollte ich machen. So rein gar nichts. Im Grunde fehlten nur noch die berühmten Handschellen am Bett, damit ich nicht in Versuchung käme, aktiv zu werden. Ihr lag offensichtlich daran, Kontrolle auszuüben.

Erfahren wie sie war, merkte sie, wie meine Erregung wuchs, und wusste den Höhepunkt hinauszuzögern, bis sie ihn genießen wollte. Und ich fühlte eine stöhnende

Erleichterung. War das schön? Ich wusste es nicht. Kerstin sprang auf, verschwand im Bad und kam im Nachthemd zurück. Du kannst bleiben. Lass uns kuscheln. Okay?

Während der Einschlafphase fühlte ich mich wie ein richtiger Mann. Und erst jetzt nahm ich wahr, dass das Baby einfach still geblieben war.

Was nun für drei Reserve-Monate ihres Mannes begann, machte mich wohl endgültig zum erwachsenen Mann – zumindest gegenüber den albernen Mitschülern. Jeden Abend, mehr oder weniger heimlich, war ich zu Gast bei Kerstin. Nicht immer mit ausgefüllten Liebesnächten, aber ausreichend, um mir mit fast achtzehn sicher zu sein, dass ich mit Frauen »konnte«. Jedenfalls brachte mich diese Affäre, die ich geheim hielt, an meine physischen Grenzen. Nach jeder Nacht fuhr ich gegen fünf Uhr früh zum Duschen nach Hause. Umziehen und dann in die Schule. Dort war ich immer müde und unkonzentriert. Meine schulischen Leistungen gingen in den Keller. Letztlich rettete mich ein – im Grunde – Missverständnis vor der Schulentlassung: Meine Eltern ließen sich scheiden. Mein Stiefvater wohnte schon nicht mehr zu Hause. Die Lehrer wussten davon und nahmen Rücksicht. »Der Junge macht sicherlich eine sehr harte Zeit durch. Da drücken wir mal ein Auge zu.« O ja!

Meiner Mutter war ich dankbar, dass sie nicht fragte, woher ich jeden Morgen kam und wie das mit der Schule sei. Ich hätte ihr wohl nicht von »Mrs. Robinson« erzählen können.

Einzug in die Stalin-Villa

Sommer 1987. Nur noch wenige Tage waren es, bis ich endlich aufbrechen konnte. Aufbrechen in ein neues Leben. Die Anspannung stieg. Alle möglichen Fantasien, wie das Leben in Berlin sein würde, gingen mir durch den Kopf: allein auf mich gestellt und kein Ruderboot mehr. Auch keine Kino-Bar und Disco. Keine Kerstins, die mich in die Kunst der Liebe einführten oder für deren nicht ausgelebten Sehnsüchte benutzten.

Sabine empfing mich an der mickrigen Rezeption des Arbeiterwohnheims in der Siegfriedstraße in Berlin-Lichtenberg. Nur zwanzig Minuten Fußweg zur Normannenstraße. Die Sicherheitslage war noch in fester Kontrolle der unsichtbaren Hauptverwaltung der Staatssicherheit, die ihre Bürger und den Sozialismus schützten. Nur die Bastille-ähnliche Festungsanlage verriet die Bedeutung des Ortes. Und dennoch: Genau wie vor zweihundert Jahren im noch unerreichbaren Paris würden die Bürger sie bald stürmen.

Ich wurde mit dem Nötigen ausgerüstet: Wohnungsschlüssel, Handtücher und Bettwäsche. Sabine, die große, kräftige Frau mit kurzen blonden Haaren, erledigte routiniert ihren Rezeptionsjob. Jeweils zum Monatswechsel kamen und gingen die Facharbeiter aus der ganzen Republik, die die Hauptstadt der kleinen DDR montags bis freitags zur Weltmetropole gestalten sollten. Koste es, was es wolle, auch zum Nachteil anderer, sehr lebenswerter Städte im Osten. Nur zu verständlich waren die Eifersucht oder der eher verborgene Hass auf Berlin. Für die Vorzeige-Hauptstadt musste alles andere zurückstehen. Mit meinem Einzug in ein Zwei-Bett-Zimmer von fünfzehn Quadratmetern in der zehnten Etage – mit sogar intaktem Fahrstuhl – wurde ich nun Teil dieser Metropole und somit ein Privilegierter. Die Zurückgebliebenen vergaß ich nicht. Oma, Mutter und Schwester brachte ich mit, was der Obst- und Gemüsehandel seinen Hauptstadtbürgern bot. Ich musste aufpassen, dass ich bei der Präsentation der Frischwaren nicht in eine Attitüde der gönnerischen Arroganz verfiel.

Das Zwei-Bett-Zimmer teilte ich mir mit einem geschwätzigen Sachsen aus Leipzig. Er war extrem auf sein Äußeres bedacht. Er wollte der Frauenwelt gefallen. Und andauernd plapperte er davon, eine wichtige Person im Fernsehen werden zu wollen. Meine punktuellen Nachfragen zu Filmen oder bestimmten Sendungen stießen bei ihm auf Desinteresse. Wie ich schnell mitbekam, hatte er einfach kein wirkliches Wissen. Trotzdem kamen wir in den kommenden vier Studienjahren gut miteinander aus. Und es hat schon etwas Ironisches, dass er – auch durch mein Zutun – noch heute eine wichtige Position im Fernsehgeschäft innehat.

Am 1. September, den die DDR-Regierung 1950 als »Weltfriedenstag« eingeführt hatte, machten wir, die neuen Volontäre des DDR-Fernsehens, uns in das brandenburgische Riewend auf. Ein kleines Dorf, in dem das Fernsehen ein Ferienlager für die Kinder seiner Angestellten betrieb. Wir waren in Zimmern mit jeweils zwei Doppelstockbetten untergebracht, Mädels und Jungs hübsch getrennt. Wir sollten uns in diesen vierzehn Tagen kennenlernen. Der Aufenthalt war aber vor allem unserer ideologischen Schulung vorbehalten.

Das Massenmedium Fernsehen sollte seinen Bürgern sozialistische Orientierung geben, damit diese die »richtige« Meinung fänden. Und wir würden einmal zu den Auserwählten gehören, die diese Orientierung sichtbar gestalten sollten. Da passte es doch hervorragend, dass sich der – nach Anerkennung strebende – Saarländer und Vorsitzende unserer Republik, Erich Honecker, gerade medienwirksam eine Schalmei in seiner Heimat schenken ließ. Udo Lindenberg übergab dann in Wuppertal noch ein anderes Instrument mit dem Spruch »Gitarren statt Knarren«. Und Helmut Kohl musste mit säuerlichem Gesichtsausdruck den SED-Chef beim Ablaufen der bundesdeutschen Ehrenformation begleiten. Erich hatte ein Lächeln im Gesicht. Geschafft. Diese glücklichen »Erich-Momente« sahen wir im DDR-Fernsehen. Denn an jedem Abend um neunzehn Uhr dreißig schauten wir, die zukünftige sozialistische Medien-Speerspitze, gemeinsam die Hauptausgabe der »Aktuellen Kamera«, präsentiert von Klaus Feldmann und Angelika Unterlauf. Karl-Eduard von Schnitzler, ein westimportierter Adelskommunist mit Reisepass, stellte heraus: »Der Sieg ist unser.« Unstrittig, mit welcher Qualität und Kompetenz die Fernsehjournalisten aus Adlershof hier ihren Bürgern berichteten, und somit war unsere Diskussion darüber kurz. Immerhin wartete die weitere Abendgestaltung: spätsommerliches Ferienlagerfeuer mit Wein und Bier. Hier konnte die Lagerleitung nicht anders und akzeptierte unser Alter. Wir waren alle über achtzehn. Prost! Die medienpolitische Bildung nahmen wir hin, weil am Ende dieser vierzehn Tage eine wichtige Entscheidung stand: In welchem Bereich würde man sein Volontariat antreten? Von der Unterhaltung bis zu den Nachrichten – alles war möglich. Ich wollte unbedingt in die Sportredaktion. Durch meine aktive Sportlerzeit brachte ich doch, so meinte ich, die besten Voraussetzungen mit. Und nicht zuletzt hatte ich ja Fernseh-Erfahrungen: War ich doch auf dem Höhepunkt meiner Karriere bereits von einem *der* Sportreporter des DDR-Fernsehens live interviewt worden!

Am letzten gemeinsamen Abend erfuhr ich: Für mich war eine Stelle beim Kinderfernsehen vorgesehen. Meine Mentorin würde eine erfahrene Produktionsleiterin sein. Auf dem Heimweg im Zug überlegte ich angestrengt, an welche Kindersendungen ich mich erinnerte: Da waren der »Sandmann«, »Das Märchenland« und Adi mit seiner Sportsendung »Mach mit, mach's nach, mach's besser«. All diese Sendungen schaute ich am Wochenende dann gleich bei meiner Großmutter, die mich, wie immer, mit gutem Essen verwöhnte. Besonders schön war »Professor Flimmrich« am Samstagnachmittag. Ein netter Kinderonkel erzählte spannende Geschichten zum dann folgenden Film.

Die Begrüßung meiner Mentorin Jutta am nächsten Montag früh war herzlich. Eine kleine, temperamentvolle Frau im Alter meiner Mutter, die auch drei Kinder hatte. Jutta forderte und förderte mich, wie sie nur konnte. Alles, was ich für das Studium und den Beruf brauchte, lernte ich bei ihr. Vor allem wurde mir schnell bewusst, dass Kinderfernsehen Fernsehen für Kinder ist. Alle Formate für Erwachsene gab es auch für Kinder: von der Unterhaltungs- bis zur Sportsendung. Der Unterschied war nur, dass es für die Erwachsenen-Sendungen jeweils eine Abteilung gab. Die Sendungen für Kinder wurden alle in einem Bereich hergestellt. Somit ergab sich für mich, der einmal Produktionsleiter werden wollte, eine ungemein nützliche Chance, alle Genres auf einmal kennenzulernen. Keinem anderen Volontär bot sich diese Möglichkeit. Hier lernte ich mein Handwerk und war sehr dankbar, meine ersten Fernseh-Erfahrungen mit »Pittiplatsch«, »Herrn Fuchs« und »Frau Elster« sammeln zu können.

Nach der erfolgreichen Westreise in seine saarländische Heimat und der Rückkehr unseres Staatsratsvorsitzenden begann auch für mich ein aufregender Alltag. Mit Stolz präsentierte ich werktags am gesicherten Haupteingang zum Fernsehgelände meinen Volontärsausweis. Genau gegenüber hatte das Wachregiment Feliks Dzierżyński – Namensgeber war ein polnisch-russischer Berufsrevolutionär – sein Quartier. Die Elitetruppe der Staatssicherheit. Somit war das riesige Fernsehgelände in Berlin-Adlershof gut und sicher bewacht, um seinen Medienauftrag täglich erfüllen zu können. Und ich war mittendrin.

Die praktische Arbeit und die regelmäßigen Schulungen machten mir Spaß. Oft ging ich nach der Arbeit noch in die betriebseigene Bibliothek. Dass ich sehr engagiert war, blieb meiner Mentorin Jutta nicht verborgen. Sie belohnte mich und übertrug mir eigene kleine Projekte, und als Aufnahmeleiter-Assistent konnte ich ernsthaft hinter die Kulissen schauen und somit Teil des Ganzen werden. Ich musste auch lernen, mit den Marotten von so manchem bekannten Fernsehgesicht umzugehen. Beispielsweise in frühen Morgenstunden, wenn Schauspieler in der Maske heißen Kaffee mit Schuss orderten.

Wir haben mit bescheidenen Mitteln die Sendungen immer rechtzeitig abgeliefert. Das Ganze ohne Kopierer, Drucker, E-Mail und Mobiltelefon. Die Arbeit von der Basis her kennenzulernen schärfte meinen Blick für das

Wesentliche und Pragmatische. Die typische politische Agitation und die Aufforderung, sich für die Kandidatur der Sozialistischen Einheitspartei zu entscheiden, schüchterten mich nicht ein. Erst wolle ich reifen, so mein Argument.

Für ein Leben in der Hauptstadt hatte ich mein Geld aus dem Volontariat und das Taschengeld meiner Oma. Es reichte, um Berlin und sein Nachtleben kennenzulernen. Hier und da war es von Vorteil, beim Fernsehen zu arbeiten. So erlebte ich die legendären Konzerte auf der Rennbahn in Weißensee live mit. Kati Witt, die Eisprinzessin und Vorzeige-Jugendfrau, moderierte. Dann kam Bruce Springsteen, der »Boss«, in seiner ganzen Strahlkraft auf die Bühne. Die Blauhemden, Uniform der treuen Jugend, sangen mit großer Inbrunst: »Born in the USA«. Höchst eigenartig und unglaublich.

Sabine, die Rezeptionistin vom Arbeiterwohnheim, ließ mich nicht mehr aus ihren Fängen. Sie wollte »mit mir gehen«. Ich spielte den Verliebten, weil ich glaubte, das könnte doch ganz schön sein. An einem Abend waren wir im »Café Moskau«, einem Nachtclub in der Karl-Marx-Allee in Ost-Berlin: Sabine und ich eng umschlungen auf der Tanzfläche. Nicht die »Jugendliebe« von Ute Freudenberg, sondern Tina Turner mit »Private Dancer« rang uns gegenseitige Liebesgeständnisse ab. Dieser Song wird immer unser sein! Naja, dieses Versprechen hielt gerade mal bis zur ersten stürmischen Liebesnacht in der Unterkunft für Arbeiter an. Die erotischen Wünsche meiner Sabine überforderten mich. Ihre Anweisungen, wie und wo ich meinen Höhepunkt haben sollte, irritierten mich. Marquis de Sade ließ grüßen. So wurde ich ganz schnell wieder Solotänzer.

Ich plante, aus dem Heim auszuziehen, und machte mich auf die Suche nach einer eigenen Bleibe. Ich fand sie in Oberschöneweide. Im Frühjahr 1988 standen dann die Aufnahmeprüfungen für die Filmhochschule an: schriftlich und mündlich. Von der sozialistischen Filmkunst, die natürlich zukunftsweisend war, sollte man schon überzeugt sein. Aber die Verantwortlichen legten auch großen Wert auf bestimmte Fachkenntnisse. »Konrad Wolf«, so der Name der Filmhochschule, war ein großartiger Regisseur. Sein letzter Spielfilm »Solo Sunny« machte sogar international Furore. Bekanntermaßen bekam die Schauspielerin Renate Krößner dafür bei der Berlinale 1980 in West-Berlin den »Silbernen Bären«. Es war eine Ehre für mich, hier zu studieren. Wir waren ganz wenige in unserem Jahrgang, nicht mehr als zwölf Studenten pro Fachbereich. Es war die künftige Filmelite, angeführt von Lothar Bisky. Ein fairer und umsichtiger Rektor, immer für die Studierenden da, auch mal gegen die Lehrenden. Zum Parteieintritt wollte auch er mich motivieren. Nur von »innen heraus« ließe sich etwas verändern, argumentierte er. Bisky konnte überzeugend sein. Ich wollte ihm gefallen und ihm einen Gefallen tun. Aber letztlich verhinderten die geschichtlichen Ereignisse 89 meinen Eintritt in die SED.

Für meine Studienbewerbung hatte mir meine Mentorin im DDR-Fernsehen und Ersatzmutter Jutta ein hervorragendes Zeugnis geschrieben. Die letzte Hürde war nun ein mündliches Aufnahmegespräch vor den Lehrkräften der Potsdamer Filmhochschule. Ich saß allein vor einem fünfköpfigen Gremium. Alle, so meine Vermutung, erfahrene Filmemacher. Erkannt habe ich nur Roland Gräf, Regisseur und Kameramann der DEFA. Er hatte die »Märkischen Forschungen« nach Günter de Bruyn verfilmt. Ort des Aufnahmegesprächs war die Stalin-Villa, ein wunderbares, großes Haus direkt am Griebnitzsee – auf der Uferstraße die Grenzanlage und die Patrouillen mit Blick nach West-Berlin. In dieser Villa hielt sich Stalin während des Potsdamer Abkommens auf. Eine Gedenktafel erinnert daran. Sie wurde auch nicht entfernt, als Stalin zum Despoten erklärt worden war. Und so war die Stalin-Villa zu allen Zeiten im alltäglichen Sprachgebrauch.

Mein Weg führte mich genau dorthin. Ich bestand meinen letzten mündlichen Test und holte mir unmittelbar danach im Sekretariat – gleich neben der großen Aufgangstreppe – meine Immatrikulationsunterlagen ab. Wow! Ich hatte es tatsächlich geschafft: Filmhochschule »Konrad Wolf«.

Wir Studenten wurden direkt in Babelsberg untergebracht. Und da es dort von früherer Filmprominenz nur so wimmelte, die in hochherrschaftlichen Villen lebten, war unser Heim wiederum eine Villa: die Erich-Pommer-Villa. Pommer war der legendäre Gründer der UFA und deren Produktionschef. Standort ebenfalls im Grenzgebiet direkt am See und nur mit einer Sondergenehmigung zu betreten. Ein Schutzmann saß im Foyer. Die älteren Semester hatten das Vorrecht auf ein Einzelzimmer. Da musste ich erst noch hinkommen. Also Doppelzimmer. Mein Mitbewohner war nun wieder der plappernde Sachse aus dem Arbeiterwohnheim.

Am 1. September 1988 startete meine erste Vorlesung. Bald würde Gorbatschow New York besuchen und Ronald Reagan treffen. Noch hatte die Grenzpatrouille vor meinem Studentenwohnheim einen ruhigen Abend.

Grenzgänger

Der Dekan der Fachrichtung Produktion an der Filmhochschule Babelsberg, ein Doktor der marxistisch-leninistischen Philosophie, begrüßte uns zum Auftakt des Studiums. Unser Seminarraum, einem Klassenzimmer ähnlich, hatte Stuck an der Decke – eben, weil wir uns in einer alten Villa befanden. Ich setzte mich an eine Schulbank und fühlte mich wie ein Erstklässler. Dreizehn Neue waren wir, die Jungs in Überzahl. Nur zwei junge Frauen. Ich spürte schnell, dass wir uns gut verstehen würden. Es gab die Forschen, die gern mit ihren Erfahrungen prahlten, die Coolen und die Ruhigen. In der ersten Pause holten wir uns alle ein Heißgetränk in der Mensa und gingen auf die Terrasse. Von hier aus hatten wir einen beeindruckenden Blick über den Griebnitzsee nach Berlin-Wannsee an diesem schönen Spätsommertag im September 1988.

Ich hatte eine kleine schäbige Bude in Prenzlauer Berg, Kastanienallee gefunden, wo ich mich aber nur am Wochenende aufhielt. Unter der Woche fühlte ich mich in der Studentenheim-Villa gut aufgehoben. An die Sonderkontrolle gewöhnte ich mich schnell. Es hatte sogar etwas Exotisches. Der Wachmann im Eingangsbereich war eben auch Garant dafür, dass Fremde keinen Zugang hatten. Da lief schon ein Kopfkino ab, wenn man so auf dem Balkon stand und in Richtung West-Berlin schaute. Was wäre, könnte man diesen einen Zaun überwinden? Durch den See bis zur Mitte schwimmen, wo einen dann ein Boot von der anderen Seite einsammelt. Fast zwangsläufig hatten wir alle, die hier wohnten, solche Fantasien. Wir waren »Grenzgänger«. Allerdings erfuhr ich nie, ob es einmal eine Flucht aus dem Studentenheim gab. Jedenfalls hatte keiner aus der Studiengruppe jemals ernsthaft vor, zu flüchten.

Unsere Lebenssituation hatte nichts von Tristesse. Die Seminare waren spannend und lehrreich, die meisten Dozenten klug und weltoffen. Kunstgeschichte, Literaturwissenschaft, Filmgeschichte und sogar die Philosophie waren meine Favoriten. Ich lernte so vieles und unwahrscheinlich gern im ersten Jahr. Bestimmte Vorlesungen begannen früh um sieben. Ich war hin und wieder der Einzige. Meine Mitschriften galten als vorbildhaft – auch für meine Kommilitonen.

Der Studentenclub »Die Pfanne« hatte alles, was es zum Feiern brauchte. Vor allem lag er fußläufig zum Wohnheim. Für besondere Zustände ein Vorteil. Kostümfeste waren das Highlight. Es gab immer ein Motto, und entsprechend wurde dekoriert und sich kostümiert. Hollywood ließ grüßen! Und es wurde ohne Scham geflirtet. Nicht jeder Feiernde wachte am Morgen in seinem eigenen Bett auf.

Trotz mancher Nachtexzesse blieb ich auf das Studium konzentriert. Großen Spaß brachten die ersten kleinen Filmübungen. Ein Team musste sich finden mit Studenten aus den anderen Fachrichtungen: Regie, Kamera, Schnitt und Produktion. Das war eine gute Gelegenheit, die kreativen Kommilitonen noch besser kennenzulernen als am Tresen der »Pfanne«. Die Schule stellte alle Produktionsmittel zur Verfügung. Ganz besonders reizten mich Projekte mit Darstellern. Es gab eine eigene Schauspielausbildung hier an der Filmhochschule. Und Schauspieler, auch die angehenden, sind ein besonderer Menschenschlag – immer darauf bedacht, ausdrucksstark zu wirken. Sich abheben durch bestimmte Marotten. Ihr Ziel: Kino-Film und nichts Profanes wie Fernsehen. Dieser kreative Schauspielerpool wies die Nicht-Kreativen, also einen Produktionsstudenten wie mich, gern darauf hin, was man am Theater sehen, was man lesen und was man hören musste. Den idealen Ort hierfür bildete wiederum die »Pfanne«. Das Bier war sehr billig. Und es ist nicht zu leugnen, dass hier künstlerische Projekte ihren Anfang nahmen, aber auch ihr Ende fanden.

Ich besuchte gern die Probebühne. Hier führten die Stars von morgen ihre Inszenierungen auf. Die Schauspiellehrer kritisierten diese anschließend in öffentlichen Diskussionen. Bei diesen Gesprächen lernte ich viel über die Schauspielkunst. Über Tempo, Ausdruck, Verbales und Nonverbales ... Und ich begegnete Ronny. Rotblondes, schon etwas schütteres Haar, sportlich und drahtige Figur, markante Gesichtszüge, mit denen er alle Gemütszustände ausdrücken konnte. Hauptrollen bekam er kaum in den Inszenierungen. Er spielte eher die Nebenfiguren, aber diese immer mit Leidenschaft und einprägsam. Seine Darstellungen hatten etwas Geheimnisvolles, ja, Morbides. Mir schien auch, dass er keinen Wert darauf legte, sich durch affektierte Manieren außerhalb der Bühne in Szene zu setzen. Er wirkte auf mich introvertiert. Und das machte Ronny spannend.

Ich traute mich, ihm nach einer aufwändigen Inszenierung ein Kompliment zu machen. Er spielte mal keine Nebenfigur, sondern den Mephisto. Und das mit Zwischenapplaus. Natürlich gefiel ihm das. Noch immer bedeuten diese Bretter ja die Welt … und Applaus ist nun mal das Brot des Künstlers. Ronny gab alles, bis zur körperlichen Erschöpfung. Meine Glückwünsche für seine Darstellung nahm er mit einem Lächeln an und fragte mich, ob wir uns später zur kleinen Premierenfeier noch im Studentenclub sähen. Er würde gern noch mit mir quatschen und hören, was ich, als nicht Schauspielstudent, so meinte. Dass diese Verabredung nicht nur so »lala« sein würde, war mir vom ersten Moment an klar. Ich war total aufgeregt und spürte bald, dass ich mich in seiner Nähe wohlfühlte. Mein Herz schlug schneller. Ein Gefühl, das ich hätte kennen sollen. Doch in dieser Intensität war es mir noch nie begegnet. Meine Gedanken versuchten, die Grönemeyerische Behauptung, es gebe »Flugzeuge im Bauch«, zu versachlichen. Das Gefühl bei diesem Song erinnerte mich an meine erste Schwärmerei für einen Jungen, einen Rabauken, der schon zweimal sitzengeblieben war und mit dem ich zusammen in die siebte Klasse ging. Sein pubertärer Wandel hatte schon markante Merkmale angenommen: sichtbarer Bartwuchs und behaarte Arme und Beine. Das reizte mich, aber ich ließ mir nichts anmerken. Bei einer Klassenfahrt teilten ausgerechnet er und ich uns ein Zelt. Wir befummelten uns, was ziemlich aufregend war, sehr erotisch. Wir sprachen danach nie mehr darüber, und obwohl dieser Junge und ich im selben Haus – in der »Platte« in Burg – wohnten, wiederholte sich das auch nie wieder.

Die Treffen mit Ronny waren großartig. Keine Suchpausen nach Gesprächsstoff, das Eine ergab das Andere. Immer wieder gesellten sich Kommilitonen aus seinem Studienjahr an unseren Tisch. Gaukler sind ein lustiges Völkchen und verstehen es, interessante Geschichten zum Besten zu geben. Ich legte meine Scheu ab und konnte freier sprechen. In Ronnys Nähe fühlte ich mich sauwohl. Ein ausgefülltes und spannendes erstes Studienjahr.

Mehr und mehr machte ich mir über meine wahren Sehnsüchte und Lüste Gedanken. Wollte ich nicht eigentlich mit Ronny ins Bett gehen? Träumte ich nicht schon von einem Leben als Bohemien im Prenzlauer Berg mit Ronny an meiner Seite? Glücklich im Traum; unglücklich in der Realität. Ich verstand nicht, was in und mit mir vorging.

Die letzten Atemzüge der sozialistischen deutschen Republik waren im jungen Jahr 1989 schon deutlich spürbar. Die Diskussionen an einer künstlerischen Hochschule wurden lauter, deutlicher und dogmatischer. Ich zog mich in der Babelsberger Studenten-Villa in meinen eigenen Kosmos zurück. Der war nicht viel größer als zwölf Quadratmeter. Ich lag auf dem Bett und las. Vor allem Christa Wolf faszinierte mich. Durch sie lernte ich lesen. Den Zugang ebnete mir mein Literaturprofessor, ein Kenner ihrer Werke. Ich begann mit »Kein Ort. Nirgends«. Die romantisch unvollendete Konversation zwischen Heinrich von Kleist und Karoline von Günderrode. Angedeutete und abgebrochene Sätze, die nur im freien Denken zu vollenden sind. Kein einfaches Stück. Aber in meiner Gefühlslage erschloss es sich sofort.

Eines Abends machte mich an der Theke der »Pfanne« ein Student der Akademie für Staats- und Rechtswissenschaften, der Kaderschmiede für zukünftige DDR-Diplomaten, auffällig an. Ich konnte nicht widerstehen und wollte es ausprobieren. Im Gegensatz zu ihm, war ich völlig unerfahren. Aber das, was sich dann sexuell – grob und unerotisch – abspielte, konnte nicht die Erfüllung sein. So viel war mit ab da klar.

In Berlin wohnte ich mittlerweile im coolen LSD-Viertel: Von meiner Freundin Moni hatte ich eine Zwei-Raum-Wohnung in der Schliemannstraße (S) übernommen, eingebettet zwischen der Lychener (L) und der Dunckerstraße (D). LSD – das frühere Herzstück des Prenzlauer Berges. Ronny konnte, wann immer er wollte, bei mir schlafen. Und das tat er oft. Wie ich ticke, wusste er schon nach unserer ersten Begegnung. Unverblümt und trocken hatte er mit einem Lächeln gesagt: »Du bist schwul.« Den zu dieser Situation passenden Satz formulierte erst gut zehn Jahre später ein prägender Lokalpolitiker: »Und das ist auch gut so!«

Ein langes, verfrühtes frühlingshaftes Wochenende 1989. Ich bereitete ein spätes »Nutten-Frühstück« für mich und meinen Schlafgast vor: Kaffee und Zigaretten. Aus dem Nichts meinte Ronny: »Heute Abend nehme ich dich mit in die ›Schoppenstube‹. Wird Zeit, dass dich ein Kerl aufreißt. Damit du weißt, wo du hingehörst.« Bis zu dem Zeitpunkt waren wir abends nie gemeinsam ausgegangen. Wohin es ihn zog, wusste ich bis dahin nicht.

Der erste Besuch in der Schoppenstube – *die* Berliner Nachtbar für Schwule damals – gegenüber von »Konnopke's Imbiss« war der praktische Beginn meines Coming Outs. Ronny wusste, wie es mir ging. Für seine Fürsorge war ich ihm dankbar, zumal er mir meine große Angst nahm. Er ließ mich nicht allein im Wust von anzüglichen Blicken und offenen Verführungsangeboten und erklärte mir die nichtexistierenden Regeln. Ein guter Lehrmeister. Ich lernte, offener mit meinem Schwulsein umzugehen. Wenn meine Kommilitonen mal wieder darauf anspielten, konnte ich erwidern: »Ja, ihr vermutet richtig.«

Jetzt wusste ich, wohin ich wollte. Was ich aber noch nicht wusste, wie ich es meiner Mutter, den Schwestern, meiner Oma und den Freunden sagen sollte. Und es gab ein Ende für mein »Herauskommen«: Heiner Carows Film »Coming Out« am 9. November 1989, exakt zwanzig Uhr. Premiere im Kino International. Voller Saal. Ich war dabei. Meine Geschichte. Mein Ja! Gesprochen von »Herrn Klarmann«, der Titelfigur. Zweiundzwanzig Uhr dreißig gleich noch das Coming Out der DDR an der Bornholmer Straße. Jedes Drehbuch verbietet eine solche Dramaturgie. Aber nicht das Leben!

Bis zu diesem, in der deutschen Geschichte mehrfach markanten Datum waren es noch einige Monate hin. Im Frühling und Sommer bereitete die DDR ihre Abdankung vor. Ein politisches Ereignis folgte dem nächsten. Panzer in China. Zerschneidung des Stacheldrahtzaunes in Ungarn. Besetzte Botschaften in Polen und in der Tschechoslowakei.

Mein Studienfreund Falko und ich drehten ein Musikvideo mit der Punkband »Die Skeptiker«. Es sollte sich in seiner Machart sehr unterscheiden von den Musikclips in der Jugendsendung »Elf 99« im DDR-Fernsehen. Die Produktion: ein Abenteuer. Auf der Schönhauser suchte ich mir Darsteller, denn dort begegnete man Ost-Berliner Punks. Zugegeben, ich musste all meinen Mut zusammennehmen, um sie anzusprechen. Dass ich keiner von ihnen war, war schon äußerlich erkennbar. Zugpferd im Video war die Band »Die Skeptiker«, bekannt und angesagt. So konnte ich »meine« Punks für einen Dreh im Sophienclub gewinnen. Die Gage: ein großes Fass Bier. Es wurden zwei daraus. Aber eben auch ein cooles Video, das ab 1990 bei MTV lief und heute ein Juwel bei YouTube ist.

Die Dreharbeiten an Originalschauplätzen in Ost-Berlin blieben auch den Sicherheitsorganen nicht verborgen. Mein sehr geschätzter Rektor fragte mich, wie wir denn so vorankämen. Dabei zeigte er sich ungemein gut informiert. Er unterstützte unser Vorhaben, auch der Subkultur Aufmerksamkeit zu verschaffen und vermied bewusst den Ausdruck »subversiv«. Nur sollten wir in diesen wilden und unsteten Zeiten mit Bedacht agieren. Ich fühlte mich schon wie ein kleiner Revolutionär.

Die spannende Arbeit an diesem Clip half mir auch, nicht ständig über meine neuen Sehnsüchte nachzugrübeln. Das gelang mir allerdings nicht besonders gut. Die Frage, ob ich wirklich schwul war, nahm in meinem Leben mehr und mehr Raum ein. Es kam mir alles unwirklich vor und gleichwohl nun auch logisch. Die Erfahrungen mit Frauen erfüllten meine Lust nicht wirklich. Und wie war das: Wollte ich als Pubertierender nicht immer den Jungen statt des Mädchens nackt im Film sehen? Im Jugendfilm »Sieben Sommersprossen« kam ich schon damals auf meine gewissermaßen verborgenen Kosten. Und an der Filmhochschule mit vielen kreativen Talenten war ich nicht der Einzige mit der Vorliebe für Männer.

Es war ein typisches Coming-Out und dauerte seine Zeit: das Rumprobieren, die heimlichen nächtlichen Treffen in den wenigen Bars der Stadt, das Verstehen von Signalen unter Gleichgesinnten. Und das Suchen nach dem Zuspruch, dass Schwulsein nichts Schlimmes ist. Meinen Zuspruch fand ich beim Mittagessen in der Mensa. Falko, ein sehr attraktiver Freund, der Regie studierte, fragte mich, warum ich in der letzten Zeit weniger mit ihm unternähme. Meine eher halbherzige Antwort darauf: »Ich habe viel zu lernen.« Quatsch!, war seine sofortige Reaktion. »Du bist schwul und hast Angst, mir das zu sagen, weil du glaubst, ich renne weg. Lass dir gesagt sein: Mir ist völlig egal, mit wem du in die Kiste steigst. Unserer Freundschaft wird es nichts anhaben.« Tausend Tonnen Steine fielen mir vom Herzen. »Falls dich irgendeiner deshalb anmacht, sag mir Bescheid. Dann bin ich sofort zur Stelle.« Und: »Falls du einen Freund deswegen verlierst, sei dir gewiss, es war keiner.« So schickte Falko mich in die beginnende sexuelle Selbstbestimmung.

Ich fand dann auch den Mut, es meiner Mentorin Jutta zu erzählen. Sie umarmte mich: »Na endlich, darauf habe ich gewartet!« Mir wurde klar, dass ich wohl selbst der Einzige war, der dachte, es merkt niemand, was mit mir los ist. Im Frühherbst 89 war ich also auf dem Weg zu mir.

Andere erkannten die Zeiten nicht oder nur schleppend. Die Wandlitz-Clique sah die Sowjets nun als Feind, Glasnost und Perestroika unter dem Ladentisch verhandelt. Der Rotkäppchen-Sekt wurde am 7. Oktober, dem vierzigsten Jahrestag der DDR, im Palast der Republik schon schal serviert. Die Rufe von draußen schallten bis zu den Ehrentischen. Gorbatschow nahm einen Flieger früher zurück. Die Staatsmacht prügelte noch – aber ohne die Konsequenz, am Status festhalten zu können.

Und im späten Herbst erfolgte dann die Abdankung. In einer unglaublichen Radikalität, dass einem schwindlig werden konnte. Nichts von dem, was vierzig Jahre die Grundfesten dieser Republik waren, hatte noch Bestand. Der Premierenvorhang am 9. November im »Kino International« war für dieses Land DDR ein letztes Mal gefallen. Ich will nicht ausschließen, dass einige wirklich noch meinten, jetzt würde es eine neue DDR geben. Für mich war klar: Das war's. Als ich zehn Tage nach dem Fall der Mauer, das erste Mal im »Bruno's« am Ku'damm stand, einem Laden nur für schwule Bedürfnisse, und mir einen Pornofilm auslieh, wusste ich, dass jetzt die Freiheit begonnen hatte. So simpel kann das manchmal sein. Und zu meiner geliebten Oma sagte ich: »Ach Mensch, nun muss ich nicht erst Rentner werden, um in den Westen zu kommen.«

Die Ereignisse überschlugen sich, und es stand fest: Nichts wird so bleiben, wie es war. Und ich musste herausfinden, was mein Studium in Zukunft wert sein würde. Welche Möglichkeiten könnten sich tatsächlich eröffnen?

Als die erregende Wirkung des Erotikfilmes verflogen war, kamen die ersten existenziellen Fragen: Was fange ich an mit meinem neuen Leben? Wird es denn überhaupt ein neues Leben? Eines war mir klar: Ich lehnte es ab, mich von Obsthändlern auf dem Kurfürstendamm mit Gratis-Bananen bewerfen zu lassen. Etwas mehr musste der heilige Westen schon bieten. Und ich entschied, im Osten zu bleiben.

An der Filmhochschule, so kam es mir vor, flogen die Fetzen. Insbesondere den Dozenten ging es an den Kragen. Im Rausch des »Adrenalins der Gerechten«, die aus ihrer Sicht jetzt endlich zu entscheiden hatten, gab es sicherlich auch viel Unrecht. Alle Bereiche waren in einer kreativen Aufbruchstimmung. Eine neue Filmlehre musste her. Keine Dogmen mehr. Alles erlaubt! Und die vielen Runden Tische, an denen demokratisch verhandelt werden sollte, wurden dann auch wieder quadratisch.

Es war gar nicht so einfach mit der Basisdemokratie. Mir imponierte, in welch rasantem Tempo nun Dozenten der Freien Universität aus (West-)Berlin als ordentliche Professoren verpflichtet wurden, überwiegend eine Bereicherung. Einige Studenten der Deutschen Film- und Fernsehakademie aus West-Berlin suchten den Kontakt zu uns Studenten der »Konrad Wolf«-Hochschule. Ich traf Veit Helmer, heute ein bekannter Arthouse-Filmemacher, auf der Karl-Marx-Straße in Babelsberg. Er fragte mich, wo die Produktionsabteilung zu finden sei. Wir kamen ins Gespräch. Einige Zeit später war ich der Aufnahmeleiter für seinen Kurzspielfilm »Die Räuber« nach Schiller. Einziger Drehort: die ehemalige italienische Botschaft im Tiergarten, eine große, verfallene Villa und als Location beeindruckend. Jedes Einzelteil war nummeriert. Nichts ging verschütt, und heute ist sie wieder die Botschaft Italiens. In der Crew war ich ein respektierter Exot. Ich konnte mit meinem mutigen Punk-Musikvideo und mit DDR-eigenen Geschichten punkten.

Meinen Diplomfilm produzierte ich dann wieder im chaotisch und plötzlich sehr beliebten Prenzlauer Berg. »Nachts schreien die Katzen« so der Titel des fünfunddreißigminütigen Spielfilms. In der Tat drehten wir nur in der Nacht, allerdings im Sommer. Nach Drehschluss ging die Sonne auf. Alle Szenekneipen, die etwas auf sich hielten, waren rund um die Uhr offen. So erfolgten die regelmäßigen Abstürze zwischen fünf und sechs. Um diese Zeit schrien die Katzen dann nicht mehr.

Der Film erzählte ungeschminkt Szenen einer jungen Ehe im Hinterhaus. Sie will Kinder. Er säuft. Und wenn er Lust hat, nimmt er sich, was er will. Auch sie. Starker Tobak. Die Regisseurin bewies ihr Talent: bester europäischer Hochschulfilm, mit fünfundzwanzigtausend französischen Francs ausgezeichnet. Unsere Regisseurin investierte das Preisgeld in teuren Rotwein, ohne einen Schluck für ihre Crew. Sie blieb an den Flaschen hängen.

Dennoch wurde der Film für mich ein Steigbügel. Die Premiere fand in der Akademie der Künste statt. Ich lud meine Kollegen aus dem Deutschen Fernsehfunk, Abteilung Kinderfernsehen, ein. Immerhin hatte ich viel bei ihnen gelernt und freute mich über ihre Zusage. Eine leitende Redakteurin bat mich nach der Aufführung in ihr Büro nach Adlershof. Ihr Anliegen verriet sie nicht.

Es war Herbst 1991. Innerhalb von zwei Jahren war das Land vom Beton befreit. Zumindest vom Mauer-Beton. Die ungeliebte Ost-Mark wurde im Harz vergraben, um sie später dann doch zu verbrennen. Die Kicker verschafften uns eine siegreiche römische Nacht und somit doch noch einen Erfolg für einen deutschen Kaiser. Erste mobile Telefone wurden bei hippen Managern gesichtet. Heute kaum mehr tragbar.

Die Bezirke der DDR wurden reorganisiert in fünf Bundesländer. Berlin, Hauptstadt der DDR, wurde mit Westberlin »wiedervereint«. Sehr gut bezahlte Medienpolitiker entschieden, dass eine föderale Rundfunkstruktur demokratischer sei. Die letzte Ausgabe der »Aktuellen Kamera« wurde am Geburtstag meiner Mutter, am 14. Dezember 1991, ausgestrahlt. Mit einer bunten Silvestershow mit Ost-Prominenz, die kurz vor Sendeschluss um null Uhr die Abschaltung des Deutschen Fernsehfunks beklatschte, wurden die Lichter ausgeknipst. Dann begannen zwei neue ARD-Anstalten – der ORB und der MDR – mit ihren Programmen.

Die Auflösung des DDR-Fernsehens stellte auch mich vor eine Herausforderung. In der Regel kehrte man nach dem Studium in seinen Betrieb zurück. Was aber, wenn es den nicht mehr gab? Auf der Basis einer guten Ausbildung wollte ich nun Produzent werden. Voller Energie zog ich los und hatte vor, mit zwei Regisseuren ein Filmbüro zu gründen. Gründungsort sollte meine Berliner Wohnung sein. Der Berliner Senat für kulturelle Angelegenheiten mit Sitz im Europa-Center stellte eine minimale Förderung in Aussicht. Es machte Spaß, zu planen, und ich hatte das Gefühl, dass ohne Grenzen alles möglich sein würde.

Auf dem Gelände des ehemaligen DDR-Fernsehens in Berlin-Adlershof herrschte noch volle Betriebsamkeit, als ich im November 1991 der Einladung der leitenden Redakteurin aus dem DDR-Kinderfernsehen zu einem Gespräch folgte. Sie war inzwischen Abteilungsleiterin für das Familienprogramm beim MDR, der neuen ARD-Anstalt in Mitteldeutschland, das zu Beginn des nächsten Jahres an den Start gehen sollte. Sie konnte ihren Stab selbst zusammenstellen und wollte mich als Produktionsleiter. Es gefiel ihr, dass ich noch jung und unverbraucht war. Und ich wollte diese Stelle.

Die Hochschule zeigte sich kooperativ. Nach der »Wende« im Osten, in Zeiten gewaltiger Strukturveränderungen, waren die Lehrenden froh, wenn wir Studenten eine Perspektive hatten. Die Diplomarbeit konnte ich bis 1995 nachreichen, was ich dann auch tat.

Am 1. Januar 1992 startete der Betrieb am improvisierten Sendestandort in Gera. Für dieses Provinznest musste ich Berlin mit seinem bunten Nachtleben verlassen und die Idee, ein Filmbüro mit Kommilitonen zu gründen, begraben. Aber die Chance, Produktionsassistent mit Aussicht auf eine Karriere im öffentlich-rechtlichen Rundfunk zu werden, konnte ich mir nicht entgehen lassen. Mein Entschluss stand fest, und Freunde bestätigten mich darin. Was wollte ich mehr als eine sichere und sehr gut bezahlte Arbeit, die hoffentlich spannend sein würde? Und mit einem festen Gehalt brauchte ich meine Berliner Wohnung nicht aufzugeben, wenn ich am Wochenende in der früheren DDR-Hauptstadt sein wollte.

Mit einem gemieteten VW Polo fuhr ich von Berlin nach Gera. Ich war aufgeregt, weil es meine erste feste Tätigkeit in meinem Traumjob war. Am 2. Januar 1992 gleich morgens um zehn: Begrüßung durch die große Chefin Barbara Molsen. Fast alle kannten sich schon lange aus Berlin-Adlershof. Und ich war augenscheinlich einer der jüngsten Mitarbeiter. Das mir zugeteilte Büro lag in der sechsten Etage der ehemaligen Stasizentrale Thüringens. Hier funktionierten die Telefonverbindungen hervorragend. Da kannte der MDR keine Berührungsängste. Erst später begann die »große Säuberung« durch die Personalabteilung, angeführt übrigens von einer ehemaligen Genossin.

Mein Blick aus dem Büro fiel auf das Geraer Kraftwerk mit drei Essen, alle voll unter Dampf. Rußwolken waberten an diesem trüben Wintertag über der Stadt. Ich war noch nie zuvor in Gera gewesen, wusste nur, dass der Maler Otto Dix und Heike Drechsler, eine DDR-Weitsprungikone, von hier stammten und dass alle zwei Jahre »Der goldene Spatz« vorbeiflog – ein Kinderfilmfest, das sich in die gesamtdeutsche Medienlandschaft retten konnte.

Mit Beate, einer Kollegin aus derselben Redaktion, gründete ich eine Wohngemeinschaft. Sie war in meinem Alter, arbeitete als Redaktionsassistentin und wir mochten uns von Anfang an. Mitten im Zentrum hatten wir eine preiswerte Plattenbauwohnung gefunden. Die Einrichtung beschränkte sich auf das Nötigste. Beate zog ins Schlafzimmer, ich schlief auf einer aufklappbaren Couch im Wohnzimmer. Die Küche hatte – sehr beliebt im WBS 70-Bauprogramm der DDR – eine »Durchreiche«, davor ein einfacher Holztisch mit zwei Stühlen, das war völlig ausreichend. Die Wochenenden wollte keiner von uns beiden in Gera verbringen. Wir waren Teil einer »Karawane« von Fernsehmachern, von denen viele früher beim DDR-Fernsehen in Berlin-Adlershof gearbeitet hatten, noch immer in Berlin lebten und sich allwöchentlich in Richtung »Hauptstadt« auf den Weg machten.

Von unserer Wohnung aus schauten wir auf den protzigen Kulturpalast der Stadt, heute ein Kongresszentrum. In diesem Betonklotz produzierte das DDR-Fernsehen früher die beliebte Fernsehsendung »Zwischen Frühstück und Gänsebraten«, die alljährlich am ersten Weihnachtstag zu sehen war und zum Weihnachtsritual in fast jeder DDR-Familie gehörte. So auch bei uns. Mutter war großer Fan des Gesangsduos Monika Hauff und Klaus-Dieter Henkler. Die beiden bestritten stets das große Finale der Show. Bei dem Lied »Auf die Bäume ihr Affen, der Wald wird gefegt« rastete das Publikum im Saal aus. Ich verstand das nicht. Aber auch ich hatte einen Programmpunkt, auf den ich mich an jedem 25. Dezember freute: Der Satiriker Jochen Petersdorf las ein Märchen vor, das er mit ironischem Blick auf den Alltag in der DDR neu interpretierte. Jeder, glaube ich, konnte die Worte zwischen den Zeilen verstehen.

Ich wollte ein anerkannter und respektierter TV-Manager werden und legte los. Mich packte der Ehrgeiz, wie damals beim Rudern: durch eigenen Fleiß, erfolgreich sein, auf keinen Fall scheitern, wie zehn Jahre zuvor, als ich aus dem Aufbaukader für die Olympischen Spiele 1992 flog. Schnell entwickelte ich einen effektiven Arbeitsstil und versuchte, alles aufzusaugen, was die westdeutsche Medienlandschaft Neues zu bieten hatte. Viele meiner älteren Kollegen strotzten nur so vor Erfahrung. Sie waren bereits Produktionsleiter im alten System gewesen, und manchmal ließen sie mich, als Neuling, das auch spüren. Es störte mich nicht weiter, denn ich hatte mit meinen gerade mal vierundzwanzig Jahren meine Nische und organisierte Produktionen für das Kinder- und Familienprogramm. Zwar hatte dieses keinen besonders großen Stellenwert im Verhältnis zum »Erwachsenenfernsehen«, aber immerhin gehörten wir zum Bereich Kultur und Wissenschaft. Und dort lag der Fokus der Chefin. So hatte ich – in gewissen Grenzen natürlich – freies Feld, mich auszutoben.

Ich war in unserer Abteilung der einzige Mann unter Frauen, die auch alle aus dem früheren Fernsehen der DDR kamen. Wir waren das »Damenkränzchen mit einem einzelnen Herrn«.

Das Programm für Kinder hatte – noch aus DDR-Zeiten – einen exzellenten Ruf. Nicht von ungefähr überlebte der »Ost«-Sandmann und bringt bis heute gesamtdeutsche Kinder ins Bett. Neue Sendungen wurden erfunden und vorhandene überarbeitet, damit sie in die neue Medienlandschaft passten.

Es kam vor, dass ich sechzehn Stunden im Büro verbrachte, immer hoch motiviert, um viel zu lernen. Neue Kraft tankte ich an jedem Wochenende auf, wenn ich mit der »Karawane« am Freitag nach Berlin zog. Mussten sich viele Kollegen hier um ihre Familien kümmern, hatte ich Spaß in Berlin.

An den Montagen kam ich erholt zurück nach Gera und sah in müde Augen. Ich hatte den Eindruck, all die anderen waren froh, wieder fünf Tage »auf Montage« zu sein. Ein Hoch auf die Provinz.

Ich kannte das alte Produktionssystem aus dem DDR-Fernsehen nicht und konnte nichts davon in meine Arbeit als Produktionsassistent übernehmen. Meinem Chef entging nicht, dass ich ganz gut mit den Neuerungen zurechtkam. Er beriet sich oft mit mir, insbesondere dann, wenn etwas ganz Neues für die Produktionen und Abrechnungen eingeführt werden sollte. Das Motto: »Alles Mist! Haben wir noch nie so gemacht! Kapiert kein Mensch« machte oft die Runde. Nach und nach akzeptierten mich die älteren, erfahreneren Kollegen. Ich erhielt Anerkennung, Lob und Bestätigung.

Ich war angekommen. Ich hatte eine Arbeit, die mich forderte und erfüllte. Das hier wollte ich!

Siebzehn Jahre später

Es ist Montag am frühen Nachmittag. Seit elf Uhr sitze ich im größten Automatensaal von Europa in der »Spielbank« am Potsdamer Platz in Berlin. Kein Tageslicht, alles klimatisiert. Das Personal geht mit der Kundschaft versiert und wie immer höflich um. Selbst die Schultergaffer werden sympathisch verjagt.

Spieler, die mit sehr kleinem Einsatz stundenlang vor den Automaten sitzen, mögen es sehr, Spielern mit hohen Einsätzen über die Schulter zu schauen. Einfach zusehen, was passiert, wenn mit einem Einsatz von fünfzig oder hundert Euro pro Tastendruck Freispiele kommen und somit Gewinne auch über hunderttausend Euro möglich sind. Die Gaffer sitzen einem lästig im Nacken. Sie beobachten. Sie stören. Sie nerven. Wenn meine teuer erkauften Freispiele Gewinn abwarfen, konnte ich das neugierige Gaffen einigermaßen vertragen. Wollten aber die teuren Freispiele nicht zahlen und keine Hoffnung geben, fühlte ich Wut und Aggressivität in mir aufsteigen. Hörte ich in meinem Rücken dann noch Kommentare wie »Jetzt muss der Automat doch mal zahlen« oder »Der hat doch erst vor kurzem richtig bezahlt«, war ich ungehalten und spielte erst dann weiter, wenn ich ungestört und ohne Plagen im Rücken war.

Ein Montag zwischen Gut und Böse im Todesjahr von Michael Jackson 2009: Wieder einmal lag ein typisches und verlustreiches Zockerwochenende hinter mir. Frisches Bargeld in der Tasche und die Bankkonten gefüllt, hatte ich am Freitagabend die erste Session unterm Berliner Fernsehturm gespielt: nur Verluste. Samstag ganztägig am Potsdamer Platz: noch mehr Verluste. Mein Bargeld war verspielt. Am Sonntag nach dem Frühstück zapfte ich meine letzten Reserven am Geldautomaten mit zwei EC-Karten und meiner Kreditkarte an, voller Hoffnung, dass dies bis Mitternacht reichen würde. Aber schnell war auch das Geld weg. Ich war enttäuscht und wütend und schlief schlecht. Am nächsten Morgen rechnete ich meine Verluste zusammen: mehr als fünfzehntausend Euro. Verdammt, so konnte ich doch nicht in die neue Arbeitswoche starten. Nach solch immensen Verlusten entschied ich mich immer öfter, den Montag noch zu nutzen, um doch etwas zu gewinnen. Inzwischen hatte ich eine Fähigkeit entwickelt, falsche Realitäten zu richtigen umzudeuten. Als intelligenter Spieler, für den ich mich hielt, verstand ich es, perfekt zu begründen, warum ich heute nicht im Büro erscheinen konnte. Mein Fernbleiben erklärte ich mit vermeintlichen Arbeitsterminen und war in der Lage, Anrufe zu beruflichen Dingen zufriedenstellend und sachgerecht von unterwegs zu beantworten. Dadurch vermied ich den Verdacht, den Tag blau zu machen. Es gab keine Rückfragen, denn ich war ja der Chef.

Jetzt, am Montag stand also an, die Verluste auszugleichen. Ich konnte wieder sechstausend Euro von meinen Konten abheben. Klingt viel, war aber nicht viel für meine Spielweise. Ich war ein High Roller. Einer, der immer mit hohem Einsatz spielt. Die Spielbank öffnete um elf Uhr, und ich wollte unbedingt pünktlich sein, um weiter an genau dem Automaten zu spielen, der am Wochenende »versagt« hatte. Er musste doch mal was ausspucken.

Gut geduscht – abergläubisch das »Pech der Marie« abgewaschen – und ohne Frühstück, aber schon mit einer Packung Zigaretten intus, brach ich zur Spielbank auf. Schon am Vormittag hatte mein Körper mit Erschöpfungssymptomen zu kämpfen: Kopfschmerzen, trockener Mund, Hungergefühl. Die erste Zigarette aus der zweiten Packung musste ihn betäuben und die x-te Tasse Kaffee den Kopfschmerz »wegcoffeinieren«.

Die Freispiele waren nur ein kleines Zwischenhoch. Und wieder diese Gaffer. Es brodelte in mir. Ein Chinese, auch ein High Roller, gewann ständig. Wer sagt, dass Zocken nicht rassistisch macht?

Das wird auch heute wieder nichts, hatte ich schnell das Gefühl. Die Geldreserven neigten sich dem Ende zu. Wie hoch musste ich den Einsatz denn noch wählen, um den Verlust auszugleichen? Die Weisheit stimmt: Bei Verlusten doppelt zu riskieren, verdoppelt die Verluste.

An diesem bösen Montag, wie auch an vielen anderen, musste ich mich geschlagen geben. Mit den letzten fünf Euro in Münzen kaufte ich mir einen Döner. Am späten Abend die erste Mahlzeit. Mein Körper nahm ihn gefräßig auf und schrie nach mehr. Keine Chance. Kein Geld mehr. Es gab Tage, da gönnte ich meinem Bauch nicht einmal einen Döner. Vielleicht wären diese letzten fünf Euro die Basis dafür gewesen, aus dem bösen Tag noch einen guten zu machen? Ich blieb oft hungrig.

Die Fahrt von Berlin nach Erfurt, meinem Arbeitsort seit 1997, war an solchen Tagen eine Tortur. Übermüdet und mit Karacho auf die Autobahn, ab und zu ein lebensgefährlicher Sekundenschlaf. Wirre und ungeordnete Gedanken: Gott sollte mir endlich die Kraft geben, aufzuhören. Wie blasphemisch, da ich gleichzeitig bettelte, meine Quellen, die mich mit Geld versorgten, nicht auffliegen zu lassen.

Der Dienstag startete offiziell am späten Vormittag mit einer Sitzung aller leitenden Mitarbeiter im Sender. Bis dahin hatte ich zu Hause mein »Tagwerk« bereits begonnen, nämlich meine Partner angerufen und instruiert, wie die nächsten Rechnungen zu stellen waren. Angekommen im Büro, fand ich sie schon per E-Mail vor und gab zügig die Gelder frei.

Wieder einmal schien alles gut zu gehen. Mein Konto war dank der schnellen Geldeingänge gedeckt, und ich konnte erst einmal meine Rechnungen bezahlen. Somit wahrte ich den Schein eines »braven Bürgers« zumindest gegenüber der Bank. Ansonsten war ich schon lange keiner mehr. Im Gegenteil: In den letzten Jahren war ich zu einem kaltblütigen Betrüger geworden. Hinter meinem freundlichen Lächeln verbarg sich Kalkül. Mein Lebensinhalt war bestimmt von zwei Handlungen: Geld beschaffen und dafür sorgen, dass meine Machenschaften nicht bemerkt wurden. Für beides brauchte ich ziemlich viel kriminelle Energie. Manchmal war es pures Glück, dass eine illegale Transaktion nicht aufflog. Ich war bereit, alle Risiken einzugehen, nur damit ich spielen konnte. Ich hatte keinerlei soziales Leben mehr. Fand es ab und an doch statt, dann zum Schein. Ich mimte den Geselligen und sehnte mich insgeheim nach meiner Lucky Lady. Träumte von einem Gewinn, wie am Neujahrstag in diesem Jahr, um wieder dicke im Geschäft zu sein.

Falls sich der Geldnachschub einmal verzögerte und ich an den Wochenenden meine Nächte nicht im Casino verbringen konnte, saß ich zu Hause mit schleichendem Entsetzen. Warum war ich so geworden? Wieso konnte ich es nicht kontrollieren? Woher diese Gier, der ich alles andere unterordnete? Warum langweilte ich mich, wenn ich nicht spielen konnte?

Manchmal dachte ich daran, mit welchem Elan ich in Gera beim MDR angefangen und mich reingestürzt hatte in den Traumjob. Aber längst füllte mich die Arbeit nicht mehr aus. Der Senderalltag wurde von bürokratisch, öffentlich-rechtlichen Regularien bestimmt. Das Miteinander nach der ersten Aufbauzeit war verloren gegangen. Die Leidenschaft für das, was ich als Berufung sah, gab es nicht mehr. Vielleicht ist so etwas über die Jahre nicht ungewöhnlich, aber ich fand keine Balance mehr. Nur das Spielen gab mir einen emotionalen Ausgleich, nur noch beim Spiel war ich euphorisch.

Die Leere, die ich fühlte, füllte ich mit immer mehr Zeit und mehr Geld im Casino. Der verführerische Glanz der Spielbank tat sein Übriges. Die Sucht hatte »leichtes Spiel«. Für den einen Kick am Automaten beging ich Straftaten. Ich hatte die Scham vor dem Betrug und am Ende auch die Empathie für mein Umfeld verloren.

Verliebt

Der 3. Oktober 1990 brachte neue Freiheiten mit sich, auch wenn sich später vieles als trügerisch oder sogar vernichtend herausstellen sollte. Die Berliner Club- und Barszene wuchs rasant. Anfang der Neunziger wurde der Grundstein dafür gelegt, dass Berlin zwar arm blieb, aber sexy wurde. Es schien alles möglich. Ständig machte etwas Neues auf und schloss dann auch schnell wieder.

Die Stadt erfand sich neu. Der Prenzlauer Berg lief Kreuzberg den Rang ab. Plötzlich war es hipp, besetzt und mit Klo halbe Treppe tiefer zu wohnen. LSD – Lychener, Schliemann- und Dunckerstraße – wurde bunter. Von heute auf morgen verwandelte sich ein alter Kohlehandel in eine coole Bar: Kohlen raus, Tresen rein. Musik an und zwar laut und hämmernd. Queere Bars schossen an vielen Ecken wie Pilze aus dem Boden und so musste der Mann nicht unbedingt eine Reise ins eher traditionelle Motzstraßen-Viertel nach Schöneberg in den Westteil der Stadt unternehmen, wenn er die Nacht mit guter Musik, Drinks und zuletzt vielleicht nicht allein im Bett verbringen wollte.

Eine kultige Instanz in der ersten Hälfte der neunziger Jahre war der »Stille Don«. Der Name »Tikhiy Don« war dem Roman von Michail Scholochow entliehen, einem der wenigen Pflichtbücher in der Schule, das ich verschlungen hatte. Und offenbar nicht nur ich. Viele in meinem Alter, die ich im »Don« traf und die in der DDR zur

Schule gegangen waren, kannten den Roman. Der Barbesitzer spielte clever mit diesen Erinnerungen. Die Ausstattung nahm Buchmotive durch Bilder und Skulpturen gekonnt auf, ein Hingucker das kleine Flugzeug an der Decke. Die Bilder von jungen Rotarmisten fachten die Fantasie an. Die Bar schloss niemanden aus, war aber überwiegend Treffpunkt schwuler Männer.

Schon während der Arbeitswoche in Gera freute ich mich auf meine kleine Berliner Wohnung in der Schliemannstraße und auf die Samstagabende mit Freunden im »Don«. Es wurde gelacht und geflirtet. An einem dieser ausgelassenen Abende waren wir zu dritt und saßen gegen Mitternacht mit unseren Drinks in den gemütlichen Sesseln und Couches im unteren Bereich. Vier Stufen führten zum oberen Bereich mit Tresen. Mein Blick schweifte durch den Raum und nahm eher beiläufig den auf den Stufen sitzenden Mann wahr. Einer meiner Freunde meinte, dass mich der Lockenkopf auf der Treppe im Visier habe. Ich selbst war nicht der Typ »Aufreißer«. Privat war ich eher schüchtern und hielt mich auch nicht für besonders attraktiv.

Plötzlich trafen sich unsere Blicke – die berühmte Sekunde länger als üblich. Mein Herz pochte schneller. Ich lächelte schüchtern und signalisierte Interesse. Immer öfter blitzte es. Ein schöner Mann; durch die Locken, die ihm ins Gesicht fielen, sehr sinnlich. Aber gleich waren auch wieder die Zweifel da: »Der will doch nichts von mir.« Er schien allein unterwegs zu sein. Weil er jemanden kennenlernen wollte? Ein weiteres zauberhaftes Lächeln von ihm und meine Befürchtungen, dass ich nicht gemeint sein könnte, verflogen in der Sekunde.

Für meine Freunde war es ganz klar: Mann, der steht auf dich. Geh rüber, sag was Nettes und dann ab …!

Schon die Suche danach, »was Nettes« zu sagen, meine Hände schwitzen. Ich ging zur Bar an ihm vorbei und sagte: »Ich hol noch ein paar Gin Tonics und bring dir einen mit.« Sein zustimmendes Lächeln ermutigte mich, auf dem Rückweg vom Tresen, die Treppe abwärts, zu sagen: »Vielleicht trinkst du mit uns zusammen?« Der Traum-Mann erhob sich und setzte sich neben mich auf die Couch. »Ich bin Bodo.«

Meine Freunde wussten genau, jetzt war es Zeit, sich von mir zu verabschieden. Ihre anzüglichen Bemerkungen, die sie im Gehen machten, nahm ich verschämt wahr. Auf einmal schien es, als wären nur noch wir zwei im Raum, und Bodo offenbarte, dass er mich schon den ganzen Abend im Blick hatte. Jedes Wort von ihm schmeichelte mir. Dennoch glaubte ich, dass seine Worte der kürzeste und erfolgreichste Weg sein sollten, um schnell mit mir ins Bett zu kommen. Rechnete man die dreißigminütige Taxifahrt nach Moabit noch als unvermeidlich hinzu, so ging seine Strategie auf. Zugegeben, ich war kein harter Widersacher.

Ich betrat eine West-Berliner Wohnung, wie ich sie bis dahin noch nicht gesehen hatte. Mich empfing etwas unglaublich Geschmackvolles, mit einer Ausstrahlung von Bildung und Erhabenheit. So würde ich auch gern einmal leben. Bodo bewegte sich in seinen vier Wänden unaufgeregt souverän. Ich war das ganze Gegenteil. Er bemerkte durchaus, dass ich beeindruckt war, und ich spürte, dass er es ein wenig genoss. Der junge Ost-Berliner durfte ihn, Bodo, etwas bewundern.

Aber nichts an Bodo wirkte in dieser Situation arrogant. Er war einfach nur freundlich, fast fürsorglich. Ich fühlte mich angenommen: ein Kerl, der mich wahrnimmt. Und ich wollte mich verlieben. Auskosten und ausprobieren.

Bisher hatte ich mich völlig unerfahren auf Begegnungen vor allem in der schwulen Subkultur eingelassen, die mich auch irritierten. Und nun die erste Nacht mit Bodo. Sie war romantisch, und ich wollte cool, schön und klug sein, ihm gefallen um jeden Preis, um bleiben zu können. Ich war auch egoistisch und wollte Bodo von mir überzeugen.

Tags darauf, ab diesem ersten Sonntagmorgen, es war wohl doch eher mittags, verband uns ein kleines Ritual. In der Küche gab es einen Kaffeeautomaten für leckeren Espresso. Dort standen wir uns in Shorts mit einer Espressotasse und Zigarette in der Hand gegenüber. Sinnige fünfzehn Minuten. Kein Gerede. Ein Radiosender im Hintergrund. Mit den letzten Zügen sprachen wir dann über den Rest des Tages. Es gab viel gemeinsam zu entdecken. Ach nein, das stimmt so nicht. Bodo ließ mich an seinen Entdeckungen teilhaben.

Er arbeitete als Zahnarzt in eigener, gutgehender Praxis, war Ossi und kam aus Magdeburg, wo ich die Sportschule besucht hatte. Er war noch zu Mauerzeiten in den Westen geflohen und wollte nicht an diese Zeit erinnert werden. Ich hielt mich daran.

Dieser feingeistige Mensch war ein Kenner und Bewunderer der Renaissance-Kunst. Seine Wohnung mit den gestalteten Wänden war unverkennbar davon inspiriert. »Wer macht das alles für dich?«, fragte ich nach einigen Wochen unseres Zusammenseins bei einer Espresso-Zigarette. »Stefan, ein Freund aus Wien. Du wirst ihn bald kennenlernen. Ich besuche ihn und nehme dich mit. Okay?« Ich wollte gern seine Freunde kennenlernen.

Stolz und privilegiert fühlte ich mich, als ich an Bodos Seite im 1. Wiener Bezirk ankam, die Wiener Staatsoper und das Burgtheater um die Ecke, der Stephansdom vor uns. Einen Typen wie Stefan hatte ich noch nie getroffen. Lässig in allem. Aufmerksam in vielem. Und der Wiener Schmäh tat sein Übriges. Über die Geschichte dieser Stadt, dieser Nation, ihre Monarchen und den berühmten verarmten österreichischen Adel mit dazugehörigen Gruften wusste Stefan alles. Seine Vorträge waren Unterhaltung pur. Beim Heurigen gab er uns den jungen Hans Moser. Staunen. Lachen. Verzauberung. Davon wollte ich mehr.

Stefan residierte hochherrschaftlich auf dreihundert Quadratmetern – jedes Zimmer ein Salon voll mit Devotionalien aus allen Kunstepochen, die Küche als diesseitiger Ort der Kommunikation. Guter Wein. Guter Käse. Gutes Gras. Das gehörte hier zu den Grundnahrungsmitteln. Ich kam nicht ran an dieses Zeug. Aber aus dem Staunen nicht raus.

»Was machst du, um so leben zu können?«, fragte ich interessiert. »Ich renoviere Schlösser. Wandmalerei und Stuck im Renaissancestil für betuchte Landsleute, auf Empfehlung auch im Ausland. Aber immer nur maximal für sechs Monate. Die anderen Monate gehe ich auf Entdeckungsreise für meine Wiener Geschichten. Vielleicht bin ich kein Horváth, aber eine kleine Fangemeinde habe ich schon.« Und der Beweis folgte. Es kamen im größten Salon seiner Wohnung die derzeit in Wien angesagten Künstler, vorwiegend aus der Subkultur, zusammen. Und ich war dabei. Der Lover des Zahnarztes.

Die Gesellschaft soff, kokste, quatschte, fraß so unverschämt dekadent, wie ich es nie wieder erleben sollte. Und sie liebte für Bares. Ein Schwarm bestens gebauter, vorrangig slawischer Jünglinge gesellte sich ab Mitternacht zur Vergnügung in den Salon. Wer wollte, nahm sich einen und ging in die Gemächer. Ich blieb standhaft an der Seite von Bodo. Als die Schönlinge fast wie von Geisterhand wieder verschwanden, begann der Aufbruch in den »Stadtgarten«, eine Promi-Disco. Niemand aus der vom jungen Hans Moser, also Stefan, angeführten Gruppe musste irgendwo warten. Tisch und Cocktails gab es in Windeseile. Und als ich mich fragte, ob ich im falschen Film sei, das Motiv vom »Dritten Mann« zittrig im nebulösen Unterbewusstsein, prostete mein Tischnachbar mir zu: »Servus und Prost auf eine geile Nacht!« Johann Hölzel, besser bekannt als »Reinkarnation« von Amadeus, Künstlername Falco. Nichts sollte mich bitte aus diesem falschen Film holen. Ich erklärte Wien zur schönsten und aufregendsten Stadt der Welt.

An den Wochenenden fuhr ich mit einem Mietwagen immer direkt nach Moabit zu Bodo. In meiner »sozialbedürftigen« Wohnung im LSD-Viertel verbrachte ich kaum noch Zeit. Regelmäßig gingen wir jetzt in Schöneberg aus. Ich stellte fest, dass Bodo viele Männer kannte und überaus beliebt war. Je nachdem, ob er es wollte, stellte er mich vor oder ließ es bleiben. Seine Bekannten fragten mich immer wieder nach dem »Leben im Osten«. Vier Jahre nach dem Mauerfall wuchs die Mauer im Kopf offenbar. Eine Art Höhepunkt waren die Begriffe »Jammer-Ossi« und »Besser-Wessi«. In dieser Zeit vernachlässigte ich meine alten Bekanntschaften etwas, vielleicht war mir dort zu viel Gejammer.

Montagfrüh – nach unserem Ritual »Kurzfrühstück« – ging's an meinen Arbeitsplatz. Zufrieden zog ich mit der Karawane zurück nach Thüringen über die Autobahn, wo der Solidaritätsbeitrag verbaut wurde. Die monatlichen Mietwagenkosten waren mir mittlerweile zu hoch geworden. Ich war damals noch sparsam und konnte recht gut mit Geld umgehen. Wäre es doch bloß dabei geblieben! Nach den ersten traumhaften Gehaltseingängen mit Zulagen musste nun ein eigenes Auto her. Ich entschied mich für ein italienisches Modell und befuhr die ostdeutschen Autobahnen, die zum Teil noch in einem – und hier passt der Ausdruck – jämmerlichen Zustand waren, mit einem italienischen Mittelklassewagen. Passte!

Im Herbst 1992 – es lag eine arbeitsreiche Woche hinter mir – freute ich mich, wie immer riesig auf den Freitagabend mit Bodo. Damit ich zum gemeinsamen Abendessen pünktlich war, gab ich richtig Gas und kam glücklich in Berlin an. Bodo empfing mich recht einsilbig. »Komm, lass uns ins Deutsche Eck gehen.« Das war unsere Kneipe mit gutbürgerlicher Küche um die Ecke. »Ich muss was mit dir besprechen.« Das klang eher bedrohlich, als dass es mich neugierig machte. Wenig später stand ein Kalbsschnitzel mit lauwarmem Kartoffelsalat vor mir. Ich hatte wirklich Hunger, bekam aber nur zwei Bissen runter, die mir gefühlt auch noch im Hals stecken blieben. Ohne Vorankündigung sagte Bodo: »Ich werde mich von dir trennen. Tut mir leid. Aber solange ich in meinem Alter noch ›gut weggehe‹, möchte ich es genießen.«

»Wieso in deinem Alter?«, war meine spontane Frage. Ich war immer davon ausgegangen, er sei ein wenig älter als ich, also um die dreißig. »Ich werde vierzig«, seine Antwort. Allen nachgesagten schwulen Eitelkeiten zum Trotz: Er sah verdammt gut aus für sein Alter. Die weitere Unterhaltung verfolgte ich wie im Tunnel und sehnte mich nur nach dem Licht am Ende. »Du schläfst doch heute zu Hause?«, kam mir dann auch nicht wie eine Frage, sondern wie die Aufforderung vor, zu gehen.

Ich gehorchte.

Zu Hause angekommen, spielte ich in einer Art Dauerschleife »Downtown Train« von Tom Waits. So verlassen hatte ich mich noch nie gefühlt.

Immer öfter blieb ich nun an den Wochenenden in Thüringen. Ich konzentrierte mich auf meine Arbeit, was mir etwas über den Trennungsschmerz von Bodo hinweghalf. Ich kümmerte mich zum Beispiel um die sehr aufwändige Kinderserie »Die Gespenster von Flatterfels«, die ich komplett und selbständig als Produktionsassistent organisierte: eine fiktionale Eigenproduktion, wie es später sie in dieser Art überhaupt nicht mehr gab. Mich haben diese Erfahrungen mit eigenen Produktionen geprägt. Es ist einfach von Vorteil, die Stressfaktoren einer Filmproduktion am eigenen Leibe miterlebt zu haben. Dann zuckt der Rotstift in der Kalkulation nicht allzu schnell, nur um Budgetvorgaben einzuhalten.

»Meine« Gespenster trieben ihr reales Unwesen ausschließlich an Originaldrehorten im Spreewald. Am Set lernte ich viel dazu. Sicherlich half mir mein Wissen aus dem Studium, aber erst die Praxis machte das Ganze rund. Einmal in der Woche erschien ich mit einem Koffer voller Geld am Drehort. Spesen und Fahrtkosten zahlte ich gegen Quittung bar aus. Dafür hockte ich in einem alten Bauwagen, der als Produktionsbüro fungierte. Die Mitglieder der Crew kamen einzeln herein und rechneten ihre Auslagen ab. In dieser Zeit ergab sich immer ein Gespräch. Sorgen, Probleme und Wünsche wurden an mich herangetragen. Für die Mitarbeiter war ich eine Führungsperson, weil ich die Kompetenz hatte, zu gestalten, zu verändern, zu entscheiden.

Neben unserem Bürohaus befand sich das heutige »Theater Altenburg Gera«. Gefördert aus dem Solidaritätsbeitrag und schick für jede Kultureinrichtung, wurde Anfang der Neunziger hier ein Theater-Café eröffnet. Wir Fernseh-Kultur-Leute waren dazu eingeladen. Also saß ich mit einigen Kollegen zur feierlichen Eröffnung in der neuen Begegnungsstätte von Theatermachern und Theaterfreunden. Die Begrüßungsreden waren angemessen langweilig, aber wir konnten die jungen Hoffnungen im Schauspiel und Tanz erleben. Beim anschließenden Tête-à-Tête, einem Rotwein-Sturzbesäufnis, lernte ich René kennen. Er stand an der Bar. Groß, schlank und hübsch. Und vor allem sein Lachen! Timm Thaler wäre vor Neid erblasst.

Ich konnte meinen Blick kaum von ihm lassen. Mein Begleiter und Kollege Werner meinte, beobachtet zu haben, dass auch ich gemustert wurde. Der steigende Rotweinspiegel veranlasste mich, den Gang zur Toilette mutig zu nutzen, um ganz nah am »Objekt der Begierde« vorbeizugehen und den »Augenkuss« zu suchen. Was soll ich sagen: Er wurde erwidert.

Als sich in den frühen Morgenstunden der neue Treffpunkt für Kulturschaffende leerte, standen René und ich verknallt am Tresen des Theater-Cafés. Wir waren »die letzten Kunden«, um den besten Kneipensong zu zitieren. Die letzte Bahn meines neuen Schwarms war eine Viertelstunde zuvor gefahren, ich bot ihm an, bei mir zu übernachten. Der Theaterbühnenarbeiter mit dem umwerfenden Lächeln nahm an. Eine kurze Nacht mit langem Nachspiel folgte. Ich war wieder verliebt.

Eine Leichtigkeit zog in mein Leben ein. Erstaunlich, wie eine neue Liebe die Leiden um eine alte wegblasen konnte. Jetzt fuhr ich an den Wochenenden auch wieder öfter nach Berlin und war endlich wieder glücklich. Leider konnte René nie mitkommen, weil er an den Wochenenden Vorstellung hatte oder mit der Truppe auf Tour war. Zu gern hätte ich ihm meinen städtischen Dschungel gezeigt.

Die René-losen Wochenenden genoss ich im Kreis meiner bunt-gemixten Freunde. Und auch der Elan, mit dem ich mich sonst Woche für Woche in die Arbeit am Programm in Gera gestürzt hatte, war zurückgekehrt. Für eine Frauen-Ratgebersendung kam extra eine Kosmetikerin aus Herford zu einem völlig überzogenen Honorar. Ihre Aufgabe: Tipps zu Hautpflege für die Damen in unserem Sendegebiet. »Gibt es keine Tipp-Geberin von hier?«, fragte ich in der Redaktionssitzung. Mir schien das authentischer zu sein. Einhellig gaben mir die Redakteurinnen zu verstehen, dass ich an der Stelle ahnungslos sei. Das »Damenkränzchen ohne Mann« könne die Unterschiede in den Pflegeprodukten zwischen West und Ost schließlich viel besser bewerten. Also »Nivea« gegen »Florena«.

Meine kleine Welt schien wieder in Ordnung zu sein, und meine berufliche Karriere nahm Fahrt auf. Einer un serer Sender-Hierarchen, Henning Röhl, Programmdirektor mit evangelischen norddeutschen Wurzeln und einer früheren Karriere als Chefredakteur in Hamburg, übernahm die Koordination des gesamten Familienprogramms der ARD und wollte es ambitioniert verändern. So kamen wichtige und vertrauliche Aufträge auch auf meinen Schreibtisch. Damit ich sie bearbeiten konnte, erhielt ich ein Monstrum von einem Computer. Er verdrängte meine elektrische Schreibmaschine »Olympia« und nahm fast die ganze Fläche des Tisches ein. Mit

Floppy-Disketten ausgerüstet, startete ich in mein digitales Zeitalter.

Ich arbeitete an den Planungen für eine neuartige Gesprächssendung mit. Der Gastgeber war ein Pfarrer in Redelaune, der sich mit mitteilungsbedürftigen Menschen unterhielt und ihre Sorgen sehr ernst nahm. Die Sendung war eine Revolution, die viele Nachahmer fand. Die Talkshow im Nachmittagsprogramm verdrängte das Kinderprogramm ins Wochenende. Ich hatte keine Erfahrungen, wie ich Zahlen zusammenstellen sollte, die Revolutionärem dienen konnten. Mein Bauchgefühl half mir, das Budget zu erstellen. Im Übrigen: Wer fragt schon nach Kosten bei einer Revolution? Die eine oder andere Million mehr musste drin sein für einen authentischen Pfarrer. Mit »Pfarrer Fliege«, einem medialen Apostel der ersten Stunde, sah der Herr Programmdirektor sein evangelisches Werk erfüllt und dankte auch mir für die emsige Mitarbeit.

An den Abenden traf ich mich mit meinem Liebhaber René. Wir planten aktuell für meinen Geburtstag Anfang Juli eine Zweisamkeit in der wärmenden Sommersonne, der sich eine wunderschöne erotische Geburtstagsnacht anschließen sollte. Ich besorgte Champagner, den ich aus dem Bauchnabel meines Freundes schlürfen wollte. Beate, meine Mitbewohnerin, zog sich rechtzeitig in ihr Zimmer zurück. René meinte, er müsse noch kurz telefonieren und ging zur Telefonzelle. Nach ungefähr drei Stunden, gegen ein Uhr nachts, war ich außer mir. Wo blieb der Kerl nur? Die Stimmung war im Keller. Gegen drei Uhr endlich klingelte es. René stürmte in die Wohnung, verschwand im Bad und verschloss die Tür. Ich hörte ihn heulen. Mit aller Geduld versuchte ich ihn zu überzeugen, herauszukommen und mir zu erzählen, was passiert war.

Beate unterstützte mich. Ohne Erfolg. Schließlich bemühte ich die moralische Keule: Er könne mir alles sagen. Ich würde alles verstehen. Er möge nur jetzt aus dem verdammten Bad rauskommen!

Völlig erschöpft und tränenleer kam René endlich raus, und wir legten uns auf das Couchbett. Der Schampus schal und warm. Trotzdem brauchte ich zwei, drei Sturzgläser. »Was um Himmels willen ist passiert?« Sein tiefer Blick in meine Augen ließ mich erschrecken, und ich wusste, dass es irgendwie auch mit mir zu tun hat. René gestand, jetzt wieder unter Tränen, dass er nie mit seinem Freund Schluss gemacht hatte. Er pflegte mit ihm eine Wochenendbeziehung. Also keine Arbeit an den Wochenenden am Theater, sondern Schäferstündchen in Hermsdorf. Hier wohnte der Nebenbuhler. Er war ein begeisterter Motorradfahrer und an meinem Geburtstagsabend lebensgefährlich verunglückt. Das hatte René in der Telefonzelle erfahren.

Den Rest-Champus kippte ich aus der Flasche in mich rein. Ich hatte versprochen, keine Szene zu machen, und verschluckte die empordrängenden Schreie. Der Satz »Kannst du mir bitte verzeihen?« füllte den Raum. Sollte ich mir etwa wünschen, dass der Hermsdorfer nicht mehr aufwachte? Ohne Schlaf verließ René gegen sieben Uhr die Wohnung. Leer, aufgelöst und mit schrecklichen Magenkrämpfen ging ich in mein neues Lebensjahr. In kürzester Zeit nahm ich gut fünf Kilo ab. Mein Gemütszustand war nur mit »grau« zu beschreiben. Beate war die Einzige, die wusste, was passiert war, und ließ nichts unversucht, mich aufzumuntern. Irgendwie ein Bodo2-Szenario, dachte ich, wenn ich nun an den Wochenenden Zuflucht suchte und die Berliner Nächte erkundete. Warum eigentlich? Diese Frage begleitete mich von Tresen zu Tresen.

Das Einzige, was mich ablenkte, war die Arbeit, insbesondere die konkreten Umzugspläne der Abteilung. Barbara Molsen, die Chefin, wurde zur Stellvertreterin des Programmdirektors berufen. Ein angemessener Ritterschlag für die Dame aus Ost-Berlin. Mit einer solchen Ernennung war sie näher an der Macht – man muss am Hofe sein, um es royal auszudrücken. Ränkespiele allerorts waren und sind in der Medienbranche gang und gäbe. Und wollte man nicht kalt von hinten erwischt werden, musste Mann und Frau mittendrin sein. Damals lernte ich das schöne Wort »antichambrieren«. Eine besondere Kunst, auf sich aufmerksam zu machen.

Ich wäre gern mit René in Gera glücklich geworden. Nun wollte ich nur noch schnell weg aus Thüringen. Auch die neue Liebe war gescheitert.

Beim MDR in Leipzig

Die Chefin und wir, ihr Gefolge, zogen 1993 in die sächsische Metropole. Auf einem ehemaligen Schlachthof wurden moderne Arbeitscontainer aufgestellt. Die Verwaltung unterstützte den Umzug mit vielen Vergünstigungen: Hilfe bei der Wohnungssuche oder zusätzliches Spesengeld. Das ehrlichste Motiv für einen Umzug war für die Mitarbeiter sicherlich die verkürzte Reisezeit nach Berlin mit einem halbwegs stabilen Zugverkehr.

Von meinem neuen Büro aus sah ich den markanten russischen Pavillon auf der Alten Messe, der irgendwie an den Kreml erinnerte. Leipzig war im Umbruch. Man sah es an den vielen Baustellen in der Innenstadt. Die »Peanuts-Millionen« des Baulöwen Schneider flossen in gut sichtbaren Marmor. Die Südvorstadt wurde zum Szene-Viertel. An der Universität ließen sich immer mehr junge Westdeutsche immatrikulieren. Das machte die »Heldenstadt« sehr viel jünger. Das Nachtleben war noch nicht gänzlich live-stylisch und kommerzialisiert und brachte noch Spaß.

Die »Postkutsche« in der Nähe vom Hauptbahnhof war meine Lieblingsbar. Wenn ich – wie oft – nach zehn Uhr abends aus dem Büro kam und mich der Drang nach einem Gin Tonic überkam, landete ich hier. Hin und wieder ergab sich ein Flirt und manchmal eine lustvolle Nacht.

Ich entschied mich aus pragmatischen Gründen wieder für eine WG und zog mit Werner, dem Kollegen, der mich im Theater-Café in Gera auf René aufmerksam gemacht hatte, zusammen in eine Wohnung in der Südvorstadt, nicht weit weg vom MDR. Werner war ein guter Freund von Barbara Molsen. Sie hatten zu DDR-Zeiten zusammen studiert und später Sendungen im Ostfernsehen gestaltet. Ich hörte ihn oft schwärmen von einer Sendung namens »Pfundgrube«, die die weltberühmte Brecht-Interpretin und spätere Film-Mutti von Evelyn Hamann, Gisela May, moderierte. Und so kam es, dass seine beste Freundin oft zu Gast war in unserer WG. Die feuchtfröhlichen Abende waren meine »Pfundgrube«. Ich hörte gut zu, wie es in der Chefetage ablief. Manchmal waren Dinge nicht wirklich für meine Ohren bestimmt. Dann wurde die strikte Bitte geäußert, alles absolut vertraulich zu behandeln. Ich folgte brav und fühlte mich geschmeichelt. Das Vertrauen durfte ich nicht enttäuschen, denn ich wollte ja noch weiter Karriere machen. Ein gewisses humoristisches Talent, geerbt von meiner Großmutter, verhalf mir zu einem freundlichen und kommunikativen Umgang mit vielen Mitarbeitern des ganzen Apparates. Der kleine Dienstweg war dann oft möglich.

Als sich meine Abteilung an einer internationalen Kinofilmproduktion für Kinder beteiligte, war es meine Aufgabe, die Verträge zu schließen und vor allem das Budget zu prüfen. Das tat ich einige Nächte lang und verzichtete auf die liebgewordenen Besuche in der »Postkutsche«. Meine Prüfung ergab, dass unsere Beteiligung viel zu gering war und von vornherein eine Finanzierungslücke bestand. Das Budget musste erhöht werden. Meine Chefin folgte meinen Argumenten und genehmigte die Erhöhung. Die WG-Abende trugen Früchte.

In der finalen Besprechung mit den Produzenten spürte ich zu Beginn eine gewisse Irritation. Mir gegenüber saßen zwei Herren, die mindestens zwanzig Jahre älter waren, per se also mit wesentlich mehr Erfahrungen als ich mit meinen sechsundzwanzig Jahren. Hinzu kam, dass sie sehr gut mit unserem Direktor befreundet waren. Ihr freundlicher Habitus strahlte in Wirklichkeit Arroganz aus. Das aufgesetzte Lächeln signalisierte mir etwas wie: »Den jungen Kerl haben wir sofort in der Tasche. Keine Chance. Und der Direktor ist unser Freund.« Also ein Treffen der guten Form halber, weil es zum Spiel dazugehörte?

Sie rechneten nicht mit meiner präzisen Vorbereitung. Ich nahm das Drehbuch Szene für Szene auseinander und stellte die Kostenaufwände gegenüber. Die Herren waren überrascht. Auf ein wirkliches Kalkulationsgespräch waren sie nicht gefasst und noch viel weniger darauf vorbereitet. Ihre Argumente auf meine inhaltlichen Fragen waren Plattitüden.

Produzenten gehen in der Regel mit höheren Budgets als nötig in Verhandlungen, sie wissen, dass der Auftraggeber obligatorisch Kürzungen vornimmt. Große Verblüffung bei den Herren erreichte ich, indem ich das Budget etwas erhöhte. Dies veranlasste einen der beiden Produzenten, zum Schluss der Verhandlungen zu bemerken, man habe ihnen doch gesagt, ich wäre ein junger Ostdeutscher ohne Erfahrungen und gerade von der Uni gekommen. Jetzt wollten sie hören, wo in Westdeutschland ich mein Handwerk gelernt hatte. Denn aus ihrer Sicht konnte eine solche detaillierte Spielfilmkalkulationen ein Ostdeutscher nicht leisten, geschweige denn sich in der Filmförderung auskennen. Das hätten sie in ihren vielen Berufsjahren noch nicht erlebt!

Als ich sie meiner Ost-Herkunft versicherte, wurde aus Verblüffung Respekt, der in einen Drehortbesuch in Luxemburg mit »fürstlichem« Abendessen an der Seite der Hauptdarstellerin Marianne Sägebrecht mündete. Außerdem ließen die Produzenten ihren Freund, meinen Direktor, wissen, dass hier ein interessantes Talent sei. Befördert zum öffentlich-rechtlichen Produktionsleiter mit deutlicher Gehaltserhöhung, zahlten sich die vielen Überstunden und der Verzicht auf nächtlichen Spaß in der »Postkutsche« nun aus.

Endlich, denn die vorangegangenen knapp zwei Jahre hatten mich geschlaucht. Profil finden, sich anpassen und gesehen werden. Ziele definieren. Karriere machen. Aber nichts los im privaten Leben. Die sportliche Konditionierung verbrauchte sich langsam: erste Pölsterchen, kaschierte Geheimratsecken, das erste graue Haar.

Und dann geschah es doch: Andi tauchte auf der Bildfläche auf. Genau dort, wo ich auch Bodo, meinen ersten Freund, kennengelernt hatte: im »Stillen Don« in Berlin. Andi war muskulös, aber nicht besonders groß und trug, den Neunzigern verpflichtet, ein Stirnband. Das ließ sein Gesicht besonders strahlen. Er war aus Lutherstadt Eisleben und studierte an der Humboldt-Universität. Ganz in der Nähe wurde im Sommer 1995 der Reichstag zu einem anmutigen und sanftmütigen grausilbrigen Kunstwerk. Christo und Jeanne-Claude hatten ihn verhüllt. Andi und ich genossen dieses Happening wie fast alle, ob Berliner oder Touristen, bei einem langen Picknick.

Meine Hauptwohnung war immer noch die mit Außenklo in der Schliemannstraße in Prenzlauer Berg. Andi zog bald aus seiner kümmerlichen Parterre-Ein-Raum-Wohnung zu mir. Seine Kochkünste ließen aus meinen Pölsterchen schnell Polster werden, die er liebte.

Unter der Woche arbeitete ich in Leipzig, schonte mich nicht und verbrachte viele Stunden an meinem Schreibtisch, getrieben vom Ehrgeiz. Und ich ahnte, wie es sein könnte, mit Macht gestalten zu können. Da war er wieder, der erfolgshungrige Narzisst. Das schmeichelte mir und verdeckte zugleich etwas, das sich schleichend seinen Weg bahnte: das Diktat der Disziplin. Jetzt galt es, alles für die Karriere zu tun und keine Ablenkungen zuzulassen. Von Montag bis Freitag im Auftrag des Gebührenzahlers. Am Monatsende der gebührende Lohn. Am Wochenende fest in der Hand des Freundes, der alles plante und über mich verfügte. Privat hatte ich keine eigenen ernst zu nehmenden Pläne mehr, außer der Bitte an Andi, am Samstag für zwei Stunden die Fußballbundesliga live auf Premiere verfolgen zu dürfen. Irgendwie war es eine funktionierende Beziehung, die mich sättigte, aber den Hunger nicht stillte.

Im Arbeitsalltag verschaffte mir die Alkoholsucht einer Kollegin eine zusätzliche Aufgabe. Zunächst hielt ich es für eine Marotte, immer zu spät zu kommen, immer eine Sonnenbrille zu tragen, immer eine viel zu große Handtasche dabei. Mit dieser ging sie alle zwanzig Minuten zur Toilette. Warum nur? Als sie einmal zum Chef gerufen wurde, konnte ich nicht anders und sah in die Riesenhandtasche. Darin eine Ein-Liter-Flasche »Klosterfrau Melissengeist«. Purer Alkohol. Drei Mal in der Stunde verschwand sie damit auf dem WC. So hielt sie das Level, um über den Tag zu kommen. Sie war süchtig.

Ich übernahm ihre Aufgaben mit, was bedeutete, dass die Arbeit noch mehr wurde. Susanne war als Produktionsassistentin zuständig für Talk-Sendungen mit Schwerpunkt Kultur. Zum Beispiel: »Im Rampenlicht« aus dem

Neuen Theater in Halle, moderiert vom Kommunisten und Filmkommissar Peter Sodann, dem Intendanten des Berliner Friedrichstadtpalastes Alexander Iljinskij und zunächst von Petra Schwarz, meiner Ko-Autorin, und später dann der Chefin Barbara Molsen selbst. Die Sendung war keine Revolution in der Flimmerkiste. Trotzdem übernahm ich gern die Livesendung am Freitagabend als Produktionsleiter. Dafür gab es nur eine Motivation: Ich lernte sehr viele Prominente hinter den Kulissen kennen. Der »After Talk« in der Theaterkantine war der noch spannendere Teil. Nach ein paar Gläsern wurde aus dem Nähkästchen geplaudert. Und ich, ein guter Zuhörer, mittendrin. Dann war da noch die klare Absicht: Mach ich das hier gut, wird es nicht unbemerkt bleiben bei den Chefs und ich werde die Anerkennung erhalten, die ich brauchte.

Zu diesen Freitagabenden reiste hin und wieder Andi mit seinen Freunden an, von Berlin ein Katzensprung. Er platzte vor Stolz, dass sein Freund hier was zu melden hatte. Um das deutlich zu machen, begrüßte er mich mit einem Kuss, den alle Mitarbeiter sehen konnten. Damit wurde mein Privates plötzlich öffentlich. Ich hatte daraus kein Geheimnis gemacht, nur vermied ich es im direkten Arbeitsumfeld.

Mein Direktor hatte seine eigenen moralischen Vorstellungen. Liebe zwischen Männern passte nicht in sein Weltbild. Da er aber in dieser unmittelbaren – meiner aktuellen – Welt, zuständig für meine Karriere war, wollte ich sein Weltbild nicht trüben. Vor diesem Hintergrund empfand ich den Kuss meines Freundes aus Liebe irgendwie auch als Bloßstellung. Wie konnte ich so denken? Meine Anpassung an westliche Moralvorstellungen musste weit vorangeschritten sein.

Mein Ehrgeiz und Erfolgsstreben wuchsen. Dafür leistete ich viele zusätzliche »Aufbaustunden« beim MDR. Privaten Bedürfnissen ging ich kaum noch nach. Auch meine Beziehung zu Andi wurde immer distanzierter. Verletzen wollte ich ihn nicht, und doch hatte ich mehr und mehr das Bedürfnis, aus der von ihm gewünschten Wochenend-Zweisamkeit zu flüchten.

An einem Nachmittag am unhandlichen Rechner in meiner Baracke in der Leipziger Kantstraße trieb mich der Hunger in die lausige Kantine. Es gab nur noch Bockwurst, und zwar kalt. Neben mir an der Ausgabeklappe stand ein junger Mann, der mir trotz seines dunklen Leder-Outfits hell wie »David« erschien, von Michelangelo in Marmor gemeißelt. Er grinste verführerisch, geradezu diabolisch. Auf der Stelle wollte ich ihn ausziehen. Die kalte Bockwurst ging auf mich.

Ziemlich schnell hatten wir, Tobias und ich, dann viele gemeinsame Abende, die mich verzückten und aus meiner Routine holten. Als Endzwanziger wollte ich Spaß haben. Mein momentanes Leben widersprach dem aber komplett. Tobias handelte, vielleicht nicht immer bewusst, nach der Devise »Verschwende deine Jugend« und forderte mich heraus. Er ließ Konventionen hinter sich, die bis dahin sein junges Leben mit Anfang zwanzig bestimmt hatten. Der erste erotische Kontakt war wunderschön. Wie alle, die folgten. Für Tobias, ein heterosexuelles Mannsbild, war das ungewöhnlich und besonders. Mal wieder war ich verliebt.

Mein neuer Alltag verlangte nach einem gut durchdachten und beherrschbaren Plan, mit dem ich die noch immer existierende Berliner Beziehung mit Andi und die zu stillende Sehnsucht nach Tobias unter einen Hut bringen konnte. Ich musste lernen, immer die passende Maske zu tragen.

Neu in Erfurt

Das Familien- und Kinderprogramm war zwischenzeitlich mehrfach umstrukturiert worden, und wir gehörten neuerdings zur Abteilung Tagesprogramm. Der neue Boss, ein früherer Adjutant von Henning Röhl, unserem Programmdirektor, aus dessen Hamburger Zeit, installierte ein neues und brisantes Magazin mit bundesweiter Ausstrahlung. Ich sollte Produktionschef dieser Abteilung werden, verbunden mit einem Umzug in die Landeshauptstadt Sachsens. Als ich mich in Dresden als Neuer vorstellte, belächelte mich der Abteilungsleiter für das Magazin »Brisant«. Davon wisse er nichts, und er beorderte mich zurück nach Leipzig. Barbara Molsen hatte da wohl etwas durcheinandergebracht, als sie mir den Karrieresprung nach Dresden schmackhaft machte.

Bei einem guten Wein in unserer Leipziger WG sicherte sie mir zu, dass meine Zeit noch kommen werde. Also blieb der Koffer ungepackt und ich in Leipzig. Besonders traurig war ich ehrlich gesagt nicht. Inzwischen hatte ich ein passables Standing in der Schlachthof-Medien-Welt der Leipziger Kantstraße. Die Umtriebigkeit meines Direktors rettete mich davor, frühzeitig zu »verbeamten«. Seine Pläne, von denen ich nur so viel wissen durfte, dass ich den Anforderungen gewachsen seine würde, waren immer wieder überraschend. Nachdem ich auch ein zweites Mal die »Prüfung bestand« und mir schriftlich bestätigt wurde, dass ich nicht inoffiziell für die Stasi gearbeitet hatte, war der Weg offenbar frei für eine größere Aufgabe.

Eine Audienz beim Direktor, zu der ich allein erscheinen sollte, brachte mir eine schlaflose Nacht. Immer wieder kam der vielleicht absurde Gedanke, dass mein offen schwules Leben vielleicht doch hinderlich sein könnte für größere Aufgaben. Der Herr Direktor hatte eine kauzige Art. Er behandelte seine Mitarbeiter immer mit einer Freundlichkeit, die automatisch Skepsis auslöste. »Sie sind ein so Guter. Ich beobachte das. Und ihre Vorgesetzten reden nur in den höchsten Tönen von Ihnen.« Doch ich merkte schnell, es würde nicht um mein privates Leben gehen. »Wir hatten Ihnen ja versprochen: Ihre Zeit wird kommen!«

Aha! Wer war jetzt wir, überlegte ich parallel. »Im Vertrauen …« Da war er wieder, der konspirative Satzanfang! Er hob mich umgehend auf seine Stufe und löste mich aus dem Pool der anderen heraus. »Ein neuer Sender wird entstehen. Er kommt in den Osten. So viel steht mal fest. Ein Sender nur für Kinder. Es gibt zwei Bewerber. Wir und der Sender in Babelsberg.« Der Blick meines Direktors suchte in meinem Gesicht nach einer Reaktion, einem Kommentar. Ich entschied, neugierig zu schauen und abzuwarten, was folgen würde.

»Wir wollen der Sieger sein und den neuen TV-Kanal in Erfurt aufmachen. Thüringen hat noch nichts. Unser Intendant Udo Reiter wird das hinbekommen. Der ist ein Fuchs. Allerdings müssen wir auch ein gutes Konzept haben. Sie haben doch Erfahrungen mit solchen Programmen für Kinder.« Ja, dachte ich, seit meinem Volontariat im Jahr 1988. »Also, Sie gehen jetzt in diese Gründungsgruppe und basteln am Konzept mit. Wenn wir die Sache geschaukelt haben, werden Sie der Produktionschef dort in Erfurt. Darüber reden wir dann noch mal. Aber es ist versprochen. Haben Sie noch Fragen?«

Eine Frage schaffte ich noch zu stellen: »Wann soll es losgehen?« Schon im Stehen bei der Verabschiedung per Händedruck lautete die Antwort: »Wohl am 1. Januar 1997.«

Der Weg zu meinem Büro in der Baracke dauerte gute zehn Minuten. Ich fühlte mich wie das Kaninchen vor der Schlange. Ein »Nein« meinerseits schien undenkbar. Es ist versprochen, so der Herr Direktor. Aber unter vier Augen kann alles und nichts bedeuten. Und das war absolut so gewollt.

Anfang März 1996, also eine »Schwangerschaft« lang, war noch Zeit, dann musste das Kind gesund zur Welt kommen, falls es in Erfurt die Welt erblicken sollte.

An diesem Nachmittag beschloss ich, ausnahmsweise einmal früher Feierabend zu machen. Den Abend verbrachte ich mit Tobias, meinem »David«. Alle chaotischen Gedanken mussten auf den Tisch. Das Dafür und das Dagegen.

Tobias war begeistert: »Wahnsinn, dass du das machen sollst!«

Nachdem wir uns spät in der Nacht verabschiedet hatten, überlegte ich, ob ich nicht auch etwas Zufriedenheit zulassen sollte. Denn es schien so, als stelle sich die große Erfolgschance für mich jetzt ein.

Wie lange ein »im Vertrauen« trägt, merkte ich schon am folgenden Tag. Die Leiterin des Familienprogramms ließ mich wissen, dass sie wusste, dass ich am Konzept mitarbeiten sollte. Noch am selben Tag erhielt ich einen blaublütigen Anruf. Oskar, Prinz von Preußen, ein Mitglied des Hauses Hohenzollern, stellte sich kurz und prägnant als Gründungsbeauftragter des neuen Senders, KiKA, vor. Er freue sich auf meine Mitarbeit, und ein erstes Treffen würde schon bald in Leipzig stattfinden. Offenbar hatten der Prinz und mein Direktor während einer Plauderei in einer Flughafenlobby Gefallen aneinander gefunden. Und es kann nicht schaden, einen Vorreiter aus guter Stube zu haben, wenn es um die Beantragung einer Sendelizenz geht.

Ich begriff, dass es schon ein aktives Team gab, in dem alle »im Vertrauen« tätig waren. Wir hatten für den Intendanten Udo Reiter den Weg zu flankieren, damit dieser Sender sein Zuhause in Mitteldeutschland fand. Die Arbeit des Gründungsteam, angeführt von Oskar, konzentrierte sich auf den Entscheidungstag: Am 24. April 1996 würde es eine Sitzung der Intendanten in Magdeburg und die Entscheidung geben. Vieles sprach für Babelsberg, also den ORB als Ausrichter, insbesondere das gute Medienumfeld. Aber etliche Sitzungsstunden später und nach dem Versprechen des MDR-Intendanten an den SFB, der damals noch nicht mit dem ORB verbandelt war, ihn finanziell zu unterstützen, kaufte er quasi dessen Stimme für die Ansiedlung des KiKA in Erfurt und eben nicht in Babelsberg. Es stieg weißer Rauch aus dem »Kloster Unser Lieben Frauen« auf und wehte ganz klar in Richtung Erfurter Domplatz. Als die Entscheidung in Leipzig durchsickerte, spendierte der Gründungsbeauftragte Champagner. Sein Job war im Grunde erledigt. Die Sendelizenzen folgten. »Nun ist es Ihre Spielwiese«, meinte der Prinz. »Ich wünsche Ihnen Geschick beim Aufbau. Vertrauen Sie auf Ihre Inspiration.«

Und es wurde wirklich meine Spielwiese. Die Personalabteilung brachte am Folgetag der Entscheidung unfassbare fünfhundert Bewerbungsmappen und legte sie auf meinen Tisch. »Was soll ich damit?«, fragte ich ungläubig. »Na, Sie sind doch jetzt der Zuständige für Erfurt«, lautete die selbstverständliche Antwort. Offenbar gehörte es zu meinen Aufgaben, diese Bewerbungen zu prüfen. Mein Eindruck beim Lesen war, dass sich die Hälfte aller Kindergärtnerinnen Thüringens um eine Stelle bewarben, immer mit der Begründung, sie könnten gut mit Kindern umgehen. Ich lernte zu verstehen, welche Hoffnungen die Ansiedlung eines TV-Senders bei vielen Einheimischen auslöste. Tobias, mein Lover und Informatikstudent, programmierte eine Vorlage auf meinen PC, damit ich die fast unzähligen Unterlagen nach meinen regulären Aufgaben in den späten Abendstunden und am Wochenende bearbeiten konnte. Ich musste jetzt funktionieren. Genügend Kondition schien vorhanden. Intuitiv traf ich im Stundentakt Entscheidungen.

Apropos Entscheidungen: Ich fragte mich, wann eigentlich mein Direktor mit exzellenten Verbindungen zum Hochadel über meine neue Funktion und vor allem die Bezüge mit mir sprechen wollte, und hakte nach. »In Bälde!«, lautete die Antwort.

Es war Ende Mai und in sieben Monaten sollte die erste Sendung ausgestrahlt werden. Die Fäden wurden in verschiedenen Hinterzimmern gesponnen. Sie sollten das Netz bilden für diesen Kanal. Offensichtlich gehörte ich zum operativen Part dieses Projektes und nicht zum strategischen. Also ein Faden im Netz und nicht eine der Spinnen, die es webten.

Ich entschied, mir vor Beginn der konkreten Vorbereitungszeit für den Sendestart eine längere Urlaubsreise zu gönnen. Mit Andi und einem gemeinsamen Freund ging es für vier Wochen in die USA. Wir standen auf der Aussichtsplattform des World Trade Centers in vierhundert Metern Höhe. »Was passiert eigentlich, wenn hier jemand runterstützt?«, frotzelten wir. Nicht ahnend, welche Bilder wir fünf Jahre später sehen würden. Weiter ging es nach Boston und Provincetown, in die Schwulenhauptstadt in Massachusetts und nach San Francisco ins Castro-Stadtviertel. Hier schlägt das Herz der queeren Bewegung. Bei einem Spaziergang durch Downtown schlug mir plötzlich eine Hand auf den Hintern. Ich drehte mich um und traute meinen Augen nicht. Vor mir stand René aus Gera. Lange Haare und Vollbart. Wieso treffen wir uns am anderen Ende der Welt? Er hatte eine Auszeit genommen und lebte am Strand. Es hatte etwas Unwirkliches.

Unsere Reise führte uns weiter nach Reno, eine Casino-Stadt. Da war es nur zu logisch, dass wir die Spielautomaten ausprobierten. Andi drängte mich ziemlich schnell, die Automaten zu verlassen, damit wir gemeinsam essen gehen konnten. Ich gehorchte. Dann Zwischenstation in Fresno, eine Stadt im Süden Kaliforniens, wo es eine Bar für schwule Farmer gab, die alle aussahen wie starke Bären. Andi wirkte hier noch schmächtiger. Von San Diego aus nahmen wir den Highway 1 nach Los Angeles, um dort die Hollywood Studios zu besuchen. Meine Liebe zu Alfred Hitchcock, dem Erfinder der filmischen Suspense, verlangte einen Besuch in Bodega Bay, dem Originaldrehort von »Birds«. Dort leben die großen Möwen, die Tippi Hedren und Bodega Bay attackieren. Die kleine Stadt lag in Nebel getaucht, als wir ankamen. Lediglich die Möwenschreie waren zu hören und ich gruselte mich einen Moment lang, wie damals bei meiner Oma, als ich im Affentempo die Treppe hinauf in die Schlafkammer rannte.

Bevor das KiKA-Programm pünktlich am 1. Januar 1997 um acht Uhr auf Sendung gehen sollte, begann im September die heiße Vorbereitungsphase. Ich mietete ein Hotelzimmer für mehrere Monate in Erfurt – ganz in der Nähe der wunderschönen Krämerbrücke – und fand auch bald ein Stammlokal, »Die Drogerie«. Alle wichtigen Gespräche in der Vorbereitungszeit fanden hier statt. Auch mein erstes Treffen mit dem zukünftigen Geschäftsführer des Senders, einem waschechten Bayern, herausgekauft aus der Kirch-Gruppe. Sein Spitzname »Der Ernstl« drückte recht gut sein gemütliches Wesen aus. Seine erste Bitte an mich: »Besorgen Sie mir eine Loftwohnung im Altstadtzentrum.« Aber als Immobilienmakler taugte ich nicht und wusste nicht einmal, was eine Loftwohnung ist. Allerdings hätte sich diese Aufgabe nach Sendestart dann ohnehin schnell erledigt. Ernstl ging nämlich in den »Kirch-Schoß« zurück. Warum? Ernstl hatte von ARD und ZDF, den beiden Trägern des Kinderkanals, gefordert, das Gesamtbudget in Erfurt zu konzentrieren, um innovativ gestalten zu können. Damit kam er nicht durch. Und da er kein Frühstücksdirektor sein wollte, war sein Gastspiel nach zwei Monaten beendet.

Die Biergärten in München sind ohnehin besser.

Es war ein stürmischer Herbst für mich. Ich stellte ein kompetentes und stressfähiges Team zusammen, erfahrene TV-Macher, denen ich vertrauen konnte, dass sie ihren Job bestens erledigten. Der KiKA musste lernen, mit einer ganz neuen Organisationsstruktur umzugehen: dem Outsourcing. Intendant Reiter und seine Adjutanten unseres gebührenfinanzierten Rundfunks fanden das höchst innovativ. Und wir – die Operativen – hatten es umzusetzen. Also kein eigenes Studio, keine eigenen

Kameras und nichts, was man sonst noch so braucht, um Fernsehen zu machen. Wir mussten alles anmieten. Hier zeigte sich schnell der Nachteil gegenüber dem Medienstandort Babelsberg. Wenn du exklusiv bist, und das waren wir in Erfurt, zahlst du auch exklusive Preise.

Das Hinterfragen eines solches Modells gehörte nicht zu meinen Aufgaben. Mutig tat ich es in der Aufbauzeit dennoch hin und wieder. Schneller als gedacht waren dann die MDR-Oberen vor Ort und wiesen mich »im Vertrauen« auf meine Rolle hin. Die Geschäftsführung freue sich auf eine anregende Diskussion mit der jungen Führungskraft. Vorausgesetzt, diese vergaß nicht, wer sie dazu gemacht hatte. Mithin: Überlass die Strategie den Strategen.

So begann ich damit, Schreibtische, Stühle und Computer für die neuen Mitarbeiter zu beschaffen, führte Bewerbungsgespräche, veranlasste Einstellungen und schloss Verträge mit freien Mitarbeitern. Eine gute Idee schien mir, auch Anfängern aus der Region eine Chance zu geben, bevor alle gut bezahlten Stellen an Studienabbrecher, vorzugsweise der Germanistik, aus dem Westen gingen, oder an Redakteure mit Ruhrpott-Sozialisierung, die neue Herausforderungen suchten, weil ihre Karriere stagnierte. Meine Erfolgsbilanz blieb bescheiden. Was ich geschafft hatte: Tobias wurde mein IT-Beauftragter, durchaus auch mit dem Hintergedanken, ihn länger an den Sender zu binden und somit auch an mich.

Ich sorgte auch für meinen Nachfolger in Leipzig und wickelte mich dort selbst ab. Meine Arbeitswoche war nun immer eine Reisewoche: bis zum Mittag in Leipzig, dann ab nach Erfurt. Am Nachmittag und dem nächsten Vormittag in Erfurt, dann zurück an den Schreibtisch nach Leipzig.

Was den formalen Abschluss des Karriereschritts betraf, sollte es Ende November so weit sein. Erneut gab es ein Vier-Augen-Gespräch mit MDR-Programmdirektor Henning Röhl. Aber er machte mir – anders als vor ein paar Monaten angekündigt – kein besseres finanzielles Angebot und verwies auf die Vorgaben des Tarifvertrages und seinen somit engen Spielraum. Eine Steigerung von fünfhundert Mark im Monat sei das Maximale. Ich lehnte ab und argumentierte, dass ich den gesamten Sendebetrieb mit Fremdfirmen und Tochterfirmen organisieren müsse, denn im Sender gab es ja keinerlei technisches Equipment und auch kein Technikpersonal mehr. Natürlich schmeichelte es mir, der jüngste Herstellungsleiter eines gebührenfinanzierten Senders zu sein. Aber mir war auch klar: was ich jetzt nicht absicherte, käme nie. Nach zehn Minuten gab es einen Handshake und vom Direktor den Auftrag an seine Mitarbeiterin, meinen Vertrag schnell mit der von mir gewünschten Summe – wenn auch nicht außer Tarif – auf den Weg zu bringen. Als ich das Büro verließ, lächelte mir die Büroleiterin zu. Sie signalisierte: gut gemacht.

Im sehr kalten Dezember 1996 folgte eine Sitzung auf die andere. Alle zerrten an mir und forderten Entscheidungen. Wir bezogen in Erfurt alte Gebäude, die einen neuen Anstrich erhielten. Hauptmotiv an den Mauern und Wänden sollten bekannte Figuren aus bisherigen beliebten Kindersendungen sein. Aber bei Nullgraden war es schwierig, diese aufzumalen. Lüfter, Planen mussten her. Geld durfte keine Rolle spielen. Der Verwaltungschef aus Leipzig gab mir einen zinslosen Drei-Millionen-DM-Kredit mit der Auflage, ihn nach einem Jahr durch Programmeinsparungen zurückzuzahlen. Was ich übrigens schaffte. Später sind wohl auch diese Millionen durch den Verwaltungschef verspekuliert worden. Er hatte Gelder des MDR – ohne es mit dem Intendanten abzusprechen – dienstlich angelegt. In der Hoffnung, dass es mehr werden würde. Das klappte aber nicht, und der Verwaltungschef wurde dafür suspendiert. Zocken bringt Unheil.

Silvester 1996 feierte die neue KiKA-Belegschaft bei einem Italiener gegenüber dem Erfurter Rathaus. Der Bayer Ernstl bedankte sich kurz und knapp für unser Engagement. Bei minus 20 Grad erlebten wir noch das Feuerwerk. Das war's dann auch. Am Neujahrsmorgen versammelten wir uns alle ab sieben Uhr in den Büros. Es gab viel hektisches Treiben vor der Premiere, dann die erste Live-Ansage, eine fröhliche Begrüßung aus dem Studio, einem umgebauten Heizhaus mit bunten Motiven an der Außenwand.

Mit der Arbeit in Erfurt lief es gut, auch wenn das erste halbe Jahr noch recht chaotisch war, auch wegen des Wechsels an der Spitze. Im Frühjahr 1997 kam Albert Schäfer aus Mainz vom ZDF als neuer KiKA-Chef. Klug, charismatisch und charmant. Ich arbeitete gern mit ihm zusammen. Seine Amtszeit war meine beste Zeit im KiKA, und manchmal denke ich, alles wäre anders gekommen, wäre er mein Chef geblieben.

Ich war zuständig für die Finanzen und alle Produktionen. Jeden langen Bürotag merkte ich das. Am Abend türmten sich die Unterschriftenmappen auf meinem Tisch, und ich lernte, sie durchzuarbeiten, ohne alles zu lesen. Jede meiner Unterschriften bedeutete eine Entscheidung für oder gegen irgendjemanden, für oder gegen irgendwas. Zugleich war ich Perfektionist und wollte alles wissen, bei Entscheidungen gefragt werden und mich um jedes Detail selbst kümmern. Wozu auch gehörte, alle »Dreckecken« zu kennen. Meine Philosophie: »Wenn ich sie kenne, kann ich sie beseitigen.«

Blickte ich in den Spiegel, sah ich einen knapp Dreißigjährigen auf einer Karrierestufe, die beim öffentlich-rechtlichen Fernsehen normalerweise in zehn Jahren oder noch später zu erreichen wäre. Ich fühlte mich als junger Vorgesetzter respektiert. Was ich nicht sah und nicht verstanden hatte: Alles im Griff haben zu wollen, bedeutete, nichts aus der Hand zu geben und sich selbst zu überlassen. Es bedeutete auch, den Mitarbeitern zu wenig Vertrauen zu zeigen und zu wenig Verantwortung zu übertragen. Und auch die Ängste mancher Mitarbeiter, Kritik auszusprechen, sah ich nicht.

Mein dreißigster Geburtstag stand bevor. Die Belegschaft schenkte mir ein Tempo-30-Verkehrsschild mit ihren Signaturen. Für die Feier im Sommer 1997 mietete ich den »Stillen Don«. Die ausgelassene Stimmung dort tröstete mich ein wenig darüber hinweg, dass Tobias nicht dabei sein konnte. Ich wusste aber, dass ich mich sowieso entscheiden musste. Denn wie lange würde das Doppelleben zwischen Andi und mir in Berlin und mit Tobias in Erfurt noch gut gehen? Mit Tobias teilte ich in Erfurt Wohnung und Bett. Und im Sender teilten wir uns ein Büro, worüber in der Belegschaft natürlich getuschelt wurde. Mir war das egal. Ich wollte ihn um mich haben. Er gab mir Kraft. Von den zarten erotischen Nächten konnte ich gar nicht genug bekommen. Das war auch problematisch, denn dieser Mann, der vor allem Frauen liebte, brauchte eine besondere Atmosphäre, um mit mir intim werden zu können. Ich ließ nichts unversucht, diese Atmosphäre zu schaffen, um mein Verlangen zu befriedigen. Mein Werben wurde zu einem Drängen und zur Kontrolle.

Parallel lief meine Beziehung zu Andi nicht wirklich rund, obwohl wir uns inzwischen eine größere, komfortablere Wohnung in Prenzlauer Berg gemietet hatten. Auch das konnte nicht darüber hinwegtäuschen, dass Andi wohl nicht mein Traummann war.

In der Medienlandschaft hatte Erfurt bis dato keine Rolle gespielt. Mit dem Kindersender in der Stadt begann die lokale Politik, Pläne zu schmieden. »Aus Erfurt und Thüringen wird ein Kindermedienland, das Deutschland, ach was: Europa erobern wird. Wer Kinderprogramme produzieren will, wird um Erfurt nicht mehr herumkommen«, so das ausgerufene Ziel. Immer öfter nahm ich an Sitzungen mit tollkühnen Vorstellungen teil. Realitäten spielten keine Rolle.

Eine Art deutsche Disney-Studios sollten auf einem ehemaligen großen bunten Gartengelände erstehen. Wie viel Zeit musste ich in Arbeitsgruppen und Teams verbringen, damit schließlich festgestellt wurde: alles nicht finanzierbar, zumindest nicht mit Gebührenmitteln. München, Köln und Hamburg beobachteten das Treiben in Erfurt amüsiert.

Unser neues Programm kam gut an. Die tägliche Quote war, damals wie heute, das bestimmende Maß. Immer neue Erzählformen mit schnellen Bildern entstanden. Viva & Co kamen auf den TV-Markt. In der modernen Fernsehwelt Ende des letzten Jahrtausends erschien es angebracht, auch für Zweijährige etwas Buntes in der Flimmerkiste anzubieten: die Teletubbies mit einem »Eh-oh« von Tinky, Winky, Dipsy, Laa-Laa und Po als Begrüßung waren in der Welt schon bekannt und wir übernahmen diese Serie. Die Kritiken reichten von »Fernsehrevolution« bis »Verblödung der Kinder«. Pädagogen liefen Sturm. Der Zielgruppe gefiel es, und somit fiel die Entscheidung, alle Teletubby-Staffeln zu kaufen. Es dauerte nicht lange, bis die Satire-Programme das Potenzial entdeckten. Im Jahr 1999 kam keine Karnevalsveranstaltung ohne eine Teletubby-Kostümierung, »Eh-oh« und debiles Abwinken aus. Nur die Geschichte des späteren Kastenbrotes »Bernd, das Brot« als Markenzeichen des KiKA erhielt noch einmal eine ähnliche Aufmerksamkeit in den Medien.

Ende 2010 kamen dann andere Schlagzeilen hinzu.

Eine meiner Aufgaben war es, die Kritik unserer kreativen Fernsehmacher auszuwerten, wenn sie sich über die technischen Ausstattungen beschwerten. Durch das verordnete Outsourcing mit der Idee, Spielräume im Programmbudget zu haben, hatte der KiKA eben keine eigenen Produktionsmittel mehr. Hinzu kam, dass wir das alles nicht auf dem freien Markt, sondern bei einer Tochterfirma des MDR, die Monopolist war, mieten mussten. Es taten sich also keineswegs Spielräume auf. Ich versuchte, andere Firmen zur Ansiedlung zu motivieren. In einer tatsächlichen Wettbewerbssituation hätte ich mit dem vorhandenen Budget mehr für das Programm herausholen können. Nur der Fürsprache meines Geschäftsführers Albert Schäfer war es zu verdanken, dass ich aufgrund meines eigenständigen Handelns keine Abmahnung aus Leipzig bekam. »Wir setzen den Rahmen, in dem du dich zu bewegen hast«, hieß es wieder von oben.

Bis heute gilt, dass alle Versuche, die Gebühren überwiegend für das Programm einzusetzen, schon dadurch fraglich werden, wenn Hierarchen des Systems höhere Vergütungen als Bundesminister erhalten.

Mein vielgelobtes Engagement wurde toleriert, endete aber dort, wo ich Zweifel an internen Festlegungen, etwa am Outsourcing, hegte und Nachfragen stellte. Ab einer bestimmten Position im Unternehmen durfte man mitreden. Später also. Gemeint war ein außertariflicher Vertrag. Es hatte etwas Schizophrenes, und ich verstand im zweiten, dritten und vierten Jahr des Senders bis zur großen Jahrtausendwende nicht, weshalb es diese roten Linien gab. Mein Chef, Albert Schäfer, verstand es. Im Sommer 2000 war für ihn Schluss: »Ich kann hier nichts mehr bewegen.« Er zog seine Konsequenzen. Ich blieb. Ich war mir sicher, noch »gebraucht« zu werden. Reine Hybris.

Der Abschied von Albert war tränenreich. Höhepunkt der emotionalen Verabschiedungszeremonie: Die Belegschaft sang mit Inbrunst den Refrain aus dem Maffay-Song »So bist du«. »Und wenn du gehst, dann geht nur ein Teil von dir, und deine Wärme, die bleibt hier.« Die externen Gäste staunten.

Und noch ein Abschied: Ich erzählte Andi von Tobias. Seine Welt brach zusammen. Es gab aber keinen Grund, einander wehzutun. Und es war tröstlich für mich, dass Andi bald einen wunderbaren Mann kennenlernte, seine wahre und große Liebe bis heute.

Meine übergroße Sehnsucht nach Tobias erstickte ihn. Jetzt litt ich. Viele Nächte ohne Schlaf stand ich am Fenster unserer gemeinsamen Wohnung in Erfurt und quälte meine Lunge mit Kettenrauchen. Zärtlichkeiten selbst aus Mitleid blieben aus. Ich hätte nichts dagegen gehabt. Die Fixierung auf Tobias hatte etwas Psychotisches. Das wirkte sich auch auf unsere Arbeitsbeziehung aus. Ich wurde lethargisch. Manchmal fiel es mir schwer, das Tagespensum zu schaffen.

Ich fühlte mich verloren und flüchtete gelegentlich schon am Freitagabend in das Automatencasino am Alexanderplatz in Berlin.

Siegfried & Roy

In der Ankunftshalle mit den schier unzähligen Gepäckbändern und wartenden Passagieren aus wirklich aller Welt sah ich die ersten Spielautomaten. Vereinzelt spielten Leute daran. Eine gefühlte Ewigkeit lief ich mit meinem Koffer über meterlange Laufbänder, vorbei an Geschäften und Automaten. Als sich endlich die Ausgangstür öffnete, empfingen mich fünfunddreißig Grad, strahlender Sonnenschein und ein weiter Blick auf den Strip. Willkommen in den USA. Willkommen in Nevada. Willkommen in Las Vegas.

Der Las Vegas Strip ist ein hochmoderner Boulevard, flankiert von den schönsten und größten Hotels mit den besten Shows der Welt. Halt Amerika. Alles ein Stück »größer und besser«. Vor allem aber das Paradies für Glückssuchende. Biblisch empfängt dich die Stadt, wie eine Oase in der Mojave-Wüste. Unglaublich.

Als mich der Karrieresprung zum Produktionsverantwortlichen des KiKA beförderte, hieß es: Bring den Sender mit zum Laufen. Bau eine Struktur auf. Bleib im Budget. Sei erfolgreich. Das war ich wohl, und einer der großen Bosse, Udo Reiter, hatte entschieden, dass ich als Anerkennung für mein Engagement mit auf eine Technikmesse nach Las Vegas fahren durfte. Meine erste Reise in das Paradies der Spieler war eine Dienstreise. Welche Ironie.

Bis dahin war es nicht einmal ein Traum von mir. Ich wusste über diese Stadt das, was man allgemein wissen konnte: Es reiht sich Casino an Casino. Und jede Künstlerkarriere mit Weltruhm ziert ein Auftritt in Las Vegas. Frank Sinatra sang hier zusammen mit Sammy Davis Jr. gegen rassistische Vorurteile, und Elvis Presley startete sein furioses Comeback im legendären International Hotel.

Nun stand ich vor einer bestellten Limousine, die mich und meine Reisebegleitung ins Hotel Mirage am »Strip« bringen würde. Die Fahrt dorthin war eine Sightseeing-Tour. Vorbei an einer Pyramide, dem Eiffelturm, einer Achterbahn, die durch das Hotel New York rast, einem Wasser-Fontänen-Spiel vor dem Hotel Bellagio und einer Seeschlacht mit untergehendem Piratenschiff vor dem Treasure Island.

Die Rezeption im Hotel »Mirage« glich einem Palast. Auch hier alles etwas größer. Mit der Schlüsselkarte für das Zimmer zum Fahrstuhl. Der Weg dorthin streift das Casino. Nicht zufällig, klar. Willkommen, wir warten auf dich. Es gibt immer einen Platz für Glückssuchende. Und auch du wirst deinen finden. Die Botschaft war eindeutig und unmissverständlich.

Meine Reisebegleitung waren die Geschäftsführer der Tochterfirma aus Erfurt, die für unseren Sender tätig war. Ich war kein einfacher Auftraggeber. Aus deren Sicht verhandelte ich zu viel und sparte auch nicht mit Kritik. Und Udo Reiter war im Grunde auch ihr Boss, weil der MDR an dieser Firma beteiligt war. Vieles war nicht immer gleich verständlich und transparent. Das gehört zum Geschäft. Die Einladung erfolgte auf das beharrliche Drängen der Firmengeschäftsführung bei unser beider Boss. Sie versprachen sich wohl, dass ich nach solch einer Reise handsam werde.

Beide Geschäftsführer der Tochterfirma reisten mit der ganzen Familie. Sie wollten nach dem Messebesuch weiter Urlaub im Wohnmobil machen und durch einige Bundesstaaten der USA touren. Zunächst besuchten wir gemeinsam die Fachmesse in Las Vegas. Sie war riesig und ermüdend. Der Jetlag tat sein Übriges und die ersten Tage waren für mich sehr anstrengend. Durch die abendlichen Einladungen zu speziellen Empfängen von Firmen mit Weltruhm fühlte ich mich geschmeichelt. Gleichwohl ging es mir ziemlich auf die Nerven. Erstens hatte ich nie die passende Garderobe für diese Anlässe. Zweitens war ich nur schmückendes Beiwerk. Oder dachte Sony in der Tat daran, ich könnte einen Auftrag auslösen, um den kleinen KiKA mit ihrer Technik auszurüsten? Wohl kaum. So war klar, dass meine Anwesenheit hier nur das Ziel verfolgte, mich denken zu lassen, ich sei wichtig. Es war eine Bestechung mit Gebührengeldern, die mich aufforderte, zu funktionieren im großen öffentlich-rechtlichen Rad der Medientitanics zwischen dem Ersten und dem Zweiten Programm. Genaugenommen muss ich Mega-Tankschiffe sagen, denn die Titanic sank ja bekanntlich.

Durch den Jetlag war meine aktivste Zeit die zwischen Mitternacht und frühem Morgen. Da ich keinerlei Verpflichtungen hatte, ging ich auf Casino-Erkundung im Hotel Mirage. Eine Kleinstadt, beeindruckend und irrational zugleich. So viel Pracht und Luxus hätte ich mir vorher gar nicht erträumen können. Und dieses Hotel zählte nur zur Mittelklasse. In diesem riesigen Komplex existierte die Nacht nicht. Mir kam es vor wie eine Fata Morgana, und somit traf der Name des Hotels auf verblüffende Weise zu. Nichts war dem Zufall überlassen. Alle Wege führten immer wieder ins Herzstück: das Casino.

Ich, der Glückssuchende – zu jener Zeit aber noch in der »Ausbildung« – konnte nur den Beobachter geben. Noch verstand ich zu wenig von den Mechanismen, den Techniken des Spiels und den Regeln, geprägt durch Gestik und Mimik. Noch war ein Spiel nichts Alltägliches für mich. Noch nicht Teil meines Denkens. Und mitten in dieser Fata Morgana verstand ich, dass die richtige Eintrittskarte Cash in der Tasche hieß und nicht der Vermerk auf der Gästeliste. Erst mit eigenem Risiko geht man auf die Suche nach dem Glück.

Das Spesenkonto dieser Dienstreise bestimmte meine finanziellen Mittel, und die waren dürftig. So war die Spielzeit am Black-Jack-Tisch begrenzt und noch von finanzieller Klarheit geprägt. Vielleicht lag es aber doch nur an meinem Kontostand, und zu gern hätte ich weiterspielen wollen bis zur Morgendämmerung. Aber dieses Zeitgefühl hatte ich eh verloren, denn die eingesprühte Frischluft durch die Klimaanlage in jedem Vegas-Casino ab Mitternacht brachte eine Euphorie hervor, die die Zeit vergessen machte.

Den letzten Abend meines ersten Aufenthaltes in Vegas verbrachte ich allein, denn die Firmenbosse waren schon im Wohnmobil unterwegs in den Urlaub. Zum Abschied hatte ich noch eine hundert Dollar teure Eintrittskarte von ihnen geschenkt bekommen. Quasi das Finale für mein zukünftiges Schweigen. Mit dieser Karte sollte ich die damals spektakulärste Magie-Show der Welt erleben. Die beiden Löwenbändiger Siegfried und Roy imaginierten auf der Bühne. Wir sahen große Raubkatzen gehen und Elefanten kommen. Zum Start der Show war ich ziemlich genervt von dem tuntigen Gehabe der beiden. Bevor sie einen ersten Trick zeigten, vergingen fast dreißig Minuten. Die amerikanischen Zuschauer beklatschen alles und dauernd. Sehr gewöhnungsbedürftig. Nach fünfundsiebzig Minuten Abschlussapplaus. Licht an. Das war's. Für hundert Dollar, dachte ich, irgendwie dürftig. Die Show-Erlebnisse sollten besser werden, wie auch mein Budget.

Mit einem Taxi trat ich meine Abreise an. Meine Fahrt zum Flughafen war wieder eine kleine Stadtrundfahrt. Ich ärgerte mich, dass mir die Zeit gefehlt hatte, auch die anderen Hotels zu besuchen. Das sollte besser geplant werden, falls ich noch einmal hierher käme. Nach dem Check-in war noch genügend Zeit, mich an eine Slot-Maschine zu setzen. »Wheel of Fortune« – das Glücksrad mit einem Jackpot von mehr als zwei Millionen Dollar. Ich schlidderte kurz daran vorbei, dachte ich. Aber das war das Denken aller Anfänger.

Beim Abschiedsblick aus der Luft verschwand die Stadt in der Wüste wie eine Fata Morgana.

Pizza, Poppers, Pornos

Ab Mitte 1999 wurden wir im Sender auf die Jahrtausendwende vorbereitet. Alle »Wahrsagungen« würden sich wahrscheinlich erfüllen. Vielleicht würde die Welt nicht gleich gänzlich untergehen, aber die moderne Rechnertechnik würde ganz bestimmt austicken. Aberwitzige Millionen wurden investiert, damit unsere Welt auch noch am 1. Januar 2000 digital existierte. Meine Welt ging allerdings unter. Tobias kündigte und ging im Spätsommer. »Bevor ich dir vor Wut noch in die Fresse schlage«, so seine deutlich formulierte Analyse unseres Verhältnisses, »hau ich ab.« Er konnte es nicht mehr ertragen, mich leiden zu sehen. Jeder Versuch, ihn zum Bleiben zu überreden, wäre jämmerlich gewesen. Mit meinem Verstand sah ich das ein. Mein Herz wollte explodieren.

Der KiKA zog in ein neu gebautes Funkhaus, das – anders als das geplante Kindermedienland – auf dem Gelände der EGA gebaut worden war. Die anstrengenden Umzugsaktivitäten im laufenden Sendebetrieb betäubten meinen Trennungsschmerz für einige Wochen. Ich nahm mein neues Büro in Beschlag und würde es bestimmt nie mehr mit jemandem teilen. Frank Beckmann, der neue Chef des KiKA, kam aus den eigenen Reihen. Zuvor war er Redaktionsleiter unserer Eigenproduktionen in Erfurt. Mit dem Sprung in sein Chef-Amt, so versicherte er mir,

»… wird sich nichts ändern zwischen uns. Kein Blatt wird zwischen uns passen.«

Ich glaubte, er hatte Respekt vor meiner Sachkompetenz. Und er wusste, dass ich die »Dreckecken« kannte. Ein kluges Gremium hatte Beckmann zum Hierarchen gemacht. Was auch immer ihn für diese Funktion prädestinierte, die soziale Kompetenz war es wohl nicht.

Abends, wenn die Wohnungstür hinter mir zufiel, fühlte ich mich ohne Tobias leer und einsam. Ich konnte nicht mehr in unserem gemeinsamen Bett schlafen und legte mich einfach auf den Fußboden des spärlich möblierten Wohnzimmers. Den Kummer bekämpfte ich oft mit zwei Pizzen in der Maxiversion, verschlungen bis zum Brechreiz. Stundenlang schaute ich Pornofilme und zog mir »Poppers«, ein Stimulanzmittel, rein. Oftmals schlief ich nicht vor drei Uhr nachts auf dem Boden ein. Ich verlor die Kontrolle.

Die Pizzaverpackungen lagen überall auf dem Boden rum. Das intensive Riechen an den »Poppers«-Flaschen verätzte mir die Nase. Sie schwoll an, und an den Nasenlöchern bildete sich Schorf. Trotz Schmerz ließ ich die Wunde nicht verheilen und quälte mich, indem ich das Fläschchen immer wieder an die Nase hielt. Eine grippale Entzündung, lautete meine Ausrede, wenn Kollegen mich fragten. In kürzester Zeit verwahrloste ich. Die Fressattacken ließen mich für alle sichtbar zulegen. Ich wurde fett und fühlte nur noch Ödnis. Die morgendliche Körperpflege erledigte ich widerwillig, damit im Büro der Anschein gewahrt blieb. In dieser Zeit lernte ich, nach außen zu funktionieren. Nach innen stumpfte ich ab.

Das Büro war ein kleiner Schutzwall. Ich bat darum, niemanden vorzulassen und keine Termine zu vergeben. Meine Büroleiterin tat ihr Bestes. Im Grunde war sie die

Einzige, die wusste, wie es mir ging. Nicht, weil ich darüber sprach, sondern weil sie Augen im Kopf hatte und sah, was nach dem Auszug von Tobias mit mir los war. Wenn eine dieser »P-Wochen« – Pizza, Poppers, Pornos – geschafft war, fuhr ich nach Berlin. Mein erster Halt war das Automatencasino am Alex – die verlockende Möglichkeit, der Leere zu entfliehen.

Und fliehen – einfach nur weg von Liebeskummer, von einer Arbeit, die ich nur noch als Pflicht empfand, von einem Zuhause, in dem ich nichts anzufangen wusste außer zu Pizza und Pornos zu greifen –, das war auch meine Absicht, als ich mich an einem verlängerten Wochenende auf den Weg in mein geliebtes Budapest machte.

Mit nur einer Tankpause fuhr ich durch und kam frühmorgens übermüdet im schicken Hotel mitten im Zentrum an. Sofort legte ich mich schlafen und spürte, wie schön es ist, in frischer Bettwäsche einzuschlafen statt auf dem harten Boden meines Wohnzimmers.

Gut ausgeschlafen, bestellte ich mir am frühen Nachmittag ein üppiges Frühstück auf mein Zimmer. Vom Bett aus zappte ich mich durch das Fernsehprogramm und blieb bei RAI hängen. Das italienische Fernsehen übertrug eine Messe vom Petersplatz in Rom. Johannes Paul II. hielt eine Predigt in Italienisch. Tausende Menschen auf dem Platz lauschten seinen Worten, obwohl diese nicht wirklich zu verstehen waren. Es war nur ein Nuscheln. Die Kameras zeigten Nahaufnahmen von seinem Gesicht und ich sah, wie schwer ihm das Sprechen schon fiel. Immer wieder nahm er ein Taschentuch und wischte sich den herauslaufenden Speichel vom Mund. Es berührte mich, wie dieser gebrechliche Mann sich nicht scheute, seine körperlichen Leiden zu zeigen. Er stützte sich auf seinen Hirtenstab, als wolle er der Welt zeigen, dass er nicht zurückweichen werde. Es schien, als trage er die Last der Welt, wie Christus. Ich war beeindruckt. Auf einmal kam mir mein Liebeskummer so klein vor, und musste ich denn so viel Gewese darum machen?

Mich bewegten diese Bilder, ohne dass ich in Worte hätte fassen können, warum. Was sagt der Papst? Ich wollte es verstehen. Dafür muss ich Italienisch lernen, schoss es mir durch den Kopf. Welche praktischen Schlüsse man doch aus einer Papstrede ziehen kann, dachte ich erheitert. Und blieb es, obwohl mir gleich einfiel, dass ich nicht besonders sprachtalentiert bin. Trotzdem, ich würde es versuchen. Vielleicht, spann ich meinen Gedanken weiter, tut eine neue Herausforderung meinem Grips auch gut bei all der Routine im Sender. Gleich wenn ich zurück bin, werde ich das angehen. An dieser Stelle hatte sich Budapest schon gelohnt.

Ich unternahm lange Spaziergänge an der Donau und ließ mich einfach treiben. Meine Güte, waren die ungarischen Männer schön! Warf mir einer ein Lächeln zu, lief ich rot an. Dabei war nicht einmal klar, ob es mir galt. Trotzdem war ich angefixt und hatte große Lust auf einen Flirt oder mehr.

Mit meinem Bekannten, dem Hotelmanager, bei dem ich das Zimmer im Luxushotel gebucht hatte, war ich zum gemeinsamen Abendessen verabredet. Er suchte ein Lokal mit traditioneller ungarischer Küche aus, und es gab leckeren Gulasch. Nach dem Essen nahm er mich in eine sehr berühmte und berüchtigte Schwulenbar mit – ein großes verzweigtes Kellergewölbe. Nach dem ersten Rundgang wusste ich, mein Platz ist am Tresen. Das sehr offene Treiben zwischen Männern in den dunklen Katakomben war nicht meins. Dass meine Begleitung hier

Stammgast war, merkte ich schon daran, wie vertraut er mit allem hier umging. Bevor mein Bekannter dann gänzlich in den Katakomben verschwand, bat er den Barchef, der gut deutsch sprach, ein wenig auf mich zu achten. Die Location musste wirklich berühmt sein, denn ich sah, dass viele der Gäste – genau wie ich – Touristen waren, auf der Suche nach einem sexuellen oder wenigstens erotischen Abenteuer.

Um Mitternacht folgte der nächtliche Höhepunkt: eine Sex-Show. Keinen Meter von mir entfernt wurde aus der Wand ein stabiles Holzbrett heruntergelassen. Das Licht ging aus, und schon tobte das Publikum an der vollbesetzten Bar. Ein wunderschöner Junge mit pechschwarzen Haaren und im Outfit eines Puszta-Reiters sprang auf die improvisierte Bühne. Er tanzte und zog sich dabei aus. Nach ihm kam ein großer schlanker blonder Junge auf die Showbühne. Sein Outfit sollte einen jungen Banker darstellen. Er gab tänzerisch sein Bestes und bekam viel Applaus. O mein Gott, dachte ich, wie geil ist das denn!, und berauschte mich – mittlerweile auch durch den Alkohol enthemmt – an diesen Bildern. Dann tanzten beide Jungs verführerisch miteinander und hatten realen Sex bis zum Höhepunkt. Von meinem Platz aus konnte ich gut ihre Anstrengung beobachten und genau sehen, wie froh sie waren, als es geschafft war. So etwas je live zu erleben, hätte ich mir nicht träumen lassen.

Nach einigen weiteren Gin Tonics vertraute mir der aufmerksame Barchef an, dass ich, wenn ich wollte, einen der Tänzer buchen könne. Ich hatte schon länger keinen Sex mehr gehabt und sehnte mich danach. Ziemlich dick geworden, fühlte ich mich unattraktiv und redete mir fest ein, dass sich kein junger Typ mehr für mich interessieren würde. Geschweige denn, mit mir schlafen wollte. Ich suhlte mich selbstmitleidig in meinem Minderwertigkeitskomplex.

Adam, einer der beiden Tänzer, wurde mein erster »Escort Boy«. Auf dem Weg ins Hotel fragte ich mich, ob ich jetzt wirklich für Sex bezahlte. Es fühlte sich nicht gut an. Adam spürte das instinktiv und versuchte, mir mit einer netten Konversation auf Englisch meine Unsicherheit zu nehmen. Es gelang, und die Stunde mit Adam war schön. Ich genoss die bezahlten Zärtlichkeiten, fühlte mich frei und voll purer Lebenslust. Kein Zweifel, Budapest tat mir gut.

Aber das Beste sollte noch kommen. Nachdem Adam weg war, konnte ich nicht einschlafen. Weil die Sonne schon schien, entschied ich mich für einen frühen Spaziergang. Mehr oder weniger zufällig landete ich in der fast menschenleeren Basilika St. Stephan. Ich mag Kirchen und staunte über die mächtige Kuppel und die riesigen Wandbilder mit biblischen Motiven. Religiös war ich damals nicht, Gott spielte keine Rolle in meinem Leben. Aber die Geschichte des Christentums interessierte mich, und ich lernte gern dazu. Ich verweilte in diesem erhabenen Raum, der mich für diesen Moment so etwas wie Demut fühlen ließ, setzte mich in eine Kirchenbank und bewunderte den Altar mit dem großes Christuskreuz.

»Ich darf mich kurz zu ihnen setzen?«, fragte ein älterer Herr in gebrochenem Deutsch. Was hatte ihm verraten, dass ich ein Deutscher war? »Schauen Sie ihn an. Wie er uns beobachtet und uns immer zu verstehen gibt, dass er für uns da ist und uns hören kann. Fassen Sie Mut. Sprechen Sie mit ihm«, sagte er. »Ich will Sie nicht bekehren, aber versuchen Sie es.« Er stand auf und verschwand. Ich blieb etwas ratlos in der Kirchenbank sitzen. Ich soll mutig sein und mit dem Heiland ein Gespräch anfangen? Wie mache ich das? Einfach drauflosplappern?

Wer war der da oben? Sollte ich meine rationalen Denkmuster über Bord werfen und ein Gespräch mit den Worten »Lieber Jesus« beginnen? Es fühlte sich zumindest komisch an. Meine Gedanken ordneten sich. Nach dieser Nacht. Nach diesen Jahren. Ich fühlte die Erschöpfung deutlich, und unweigerlich flossen mir Tränen übers Gesicht.

Nach kurzer Zeit fing ich einfach an und sprach in Gedanken mit Blick zum Kreuz, warum ich jetzt hier war. Bei einigen Details schaute ich verschämt nach unten.

Ich teilte »ihm« meine schmerzlichen Verluste mit. Andi und Tobias waren weg. Und dass die Arbeit keine rechte Freude mehr machte. Dass ich das Miteinander der ersten Aufbauzeit vermisste, meinem neuen Chef nicht vertraute, die Leidenschaft für das, was ich als Berufung sah, verloren hatte.

»So muss Beichte sein«, dachte ich noch im Gehen, »erleichternd und säubernd.« Es ist schwer zu erklären, wie es ist, wenn eine Beziehung zu etwas Göttlichem anfängt. Jesus Christus und ich? Ja, warum nicht. Der Papst hatte schon im Fernsehen – auch zu mir – gesprochen. Wenn das kein Zeichen war! Mit einem Lächeln lief ich zurück ins Hotel.

Der letzte Abend endete sehr viel weniger andächtig. Erst trank ich ein paar gute Cocktails und strandete dann im Casino nebenan.

Die Tage in Budapest hatten mir gutgetan. Endlich konnte ich meinen Morgenkaffee und meine Zigarette wieder genießen. Jetzt wollte ich das, was ich meine Inspiration aus der Basilika nannte, mitnehmen. Meine bezahlte erotische Eskapade tat wohl ihr Übriges für meine euphorische Verfassung und ich meinte, die nötige Kraft zu verspüren, um mich aus meiner Lethargie aufzurappeln, mich nicht mehr von meinem krankhaften Liebeskummer zermürben zu lassen und, auch das, meine Finanzen zu ordnen. Denn in der Spielbank am Alex blieb viel mehr, als mein Kontostand vertrug.

Zurück in Erfurt machte ich mich auf die Suche nach einem neuen Zuhause. Nur für mich. Ich kannte Leute, die Leute kannten. So fand eine coole Maisonette-Wohnung im Zentrum der Stadt. Wintergarten, Balkon, zwei Bäder, Gästezimmer und weißer, glitzernder Marmor. Außer meinen persönlichen Sachen nahm ich nichts aus der alten Wohnung mit. Ein befreundeter Produzent schenkte mir zur Einweihung einen Flachbild- Fernseher. Eine Neuheit. Davor eine drei Meter lange Couch mit bequemer Sitzbank. Unten ein Loungebereich mit weißen Zweisitzern. Sehr schick. Eine gläserne Bar mit edlen Getränken. Die zwei Etagen waren repräsentativ, wohnlich und gemütlich. Von hier aus brauchte ich eine Minute zum Erfurter Domplatz und – später – keine fünf Minuten zum Casino.

Das war also auf den Weg gebracht. Im Job wurde ich wieder erträglicher. Direkt sagte mir das niemand, ich merkte es aber am Verhalten und saß in der Mittagspause wieder mit meinen Kollegen zusammen. Zur Wahrheit zählte auch der Blick in den neuen Ganzkörperspiegel: Die Wampe musste weg! Sport her! Mit den Erinnerungen an meine Sportlerzeit war die Motivation aber gleich wieder im Keller, weil ich sofort wieder an die Qualen des Leistungssports denken musste.

Mir half ein Kontakt zu einem Apotheker, bei dem ich ab und zu Medikamente kaufte. Er erschien mir für mein Gewichtsproblem der geeignete Gesprächspartner zu sein. Ich fragte ihn direkt, was mich bei einer Diät unterstützen könnte. Seine Empfehlungen überzeugten mich nicht, bis er meinte, ein Psychopharmakon namens »Reductil« würde mir, als adipösem Menschen, radikal helfen. Allerdings sei es verschreibungspflichtig. Jeden Tag eine Pille am Morgen. »Du isst nichts mehr, weil dein Hungergefühl betäubt wird, und nimmst in dreißig Tagen zehn Kilo ab.« Es bedurfte einiger Überredungskunst, bis er mir die Packungen gegen Cash, also ohne Rezept, gab. Die Wirkung war verblüffend: Von nun an reichte Trinken. Ich nahm ab, was sehr schnell auffiel. Ich behauptete überzeugend, meine Essgewohnheiten angepasst zu haben und mich nun gesund zu ernähren.

Einen dritten Monat mit diesem Zeug lehnte mein Apotheker ab. Die konzentrierte Einnahme hatte Nebenwirkungen, die sich später fatal zeigten. Der berühmt-berüchtigte Nebenwirkungszettel besagte, dass bei einer vorhandenen Epilepsie die Einnahme verboten ist. Ich wusste bislang nichts von einer Epilepsie bei mir.

Anfang des neuen Jahrtausends führten uns Schwule noch keine Apps ans Ziel, jemanden für die Nacht kennenzulernen. Noch gingen viele in eine Bar oder einen Club. Ich ging immer mit Freunden aus, nie allein. Nette Abende waren das oft, aber ich schleppte niemanden ab. Es gab Interesse an mir, aber ich reagierte nicht darauf. Die Quantensprünge der digitalen Technik boten Trost. Eine vor-süchtige Welle erwischte mich: die Internet-Pornografie. Ich lernte schnell, mir mit der Maus die richtigen Jungs auf den Schirm zu holen, und fand es aufregend. Fast jeden Abend saß ich vor dem Rechner. Poppers immer griffbereit. Eine Chat-Minute kostete ein Vermögen. Meine Kreditkarte glühte.

Jetzt, im Jahr 2001, entdeckte ich die Möglichkeiten eines anderen Milieus: den Escort und die Stricher-Szene Berlins. Was ich in Budapest erlebt hatte, war so wunderbar unkompliziert: Ich sage, was ich mir wünsche, und nach einer guten Stunde ist es vorbei. Tschüss. Nur vielleicht ein Wiedersehen. Keine Verantwortung. Alles blieb mir überlassen. Meine finanzielle Großzügigkeit führte dazu, dass die jungen Männer deutlich signalisierten, mich gern wiederzusehen. Es ging um Geld, nicht um mich, auch wenn ich mir das gern einbildete.

In Berlin besuchte ich regelmäßig eine Art Bordell für schwule Männer. Eine Bar im vorderen Bereich und dahinter eine Tanzfläche, auf der sich die Jungs präsentierten und die Freier auf plüschigen Sofas das Spektakel beobachteten. Nach den erotischen Tänzen gesellten sich die leicht bekleideten Jungs auch zu mir auf das Sofa. Jeder buhlte um meine besondere Gunst. Auf meine Frage, was sie trinken möchten, kam immer die Antwort: »Ein Fläschchen Prosecco.« Preis fünfundzwanzig Euro. Die Jungs waren am Getränkeumsatz beteiligt. »Ein Glas Milch reicht doch für euch«, scherzte ich.

Die Jünglinge kamen vor allem aus Ungarn. Fesche Magyaren, die mir gefielen. Ich lernte schnell, was – nachdem man seine Wahl getroffen hatte – passierte: Es ging in den Keller. Dort waren mehrere Zimmer, alle ausgestattet mit einem großen Bett, Waschbecken, Handtüchern und Kondomen, Dusche auf dem Flur. Der Preis für eine Stunde stand fest. Der Bar-Chef und Inhaber Stephan fungierte als Zuhälter. Meine anfängliche Scham verlor sich bald. Diese Nächte kosteten mich sechshundert bis siebenhundert Euro, und ich war meist zweimal monatlich dort.

Sündenfall

Immer öfter sehnte ich den 28. des Monats heran: Gehaltszahlung. Mein Single-Leben war kostspielig. Die Jungs, Kurzreisen nach Budapest und auch schon das Automatenspiel. Mein Kontostand war eine permanente Baustelle.

Von meinem privaten Leben ließ ich nur das sichtbar an die Oberfläche, was ich für richtig hielt. Ab und zu, eher selten, ging ich mit Freunden oder Kollegen aus. Viel lieber trieb ich mich in der Spielbank und im Bordell herum. Die mondänen Casino-Besuche, die sexuellen Eskapaden, gepaart mit großspurigen Attitüden wie teuren Einladungen, brachten mich immer schneller an meine ökonomischen Grenzen. Der Dispo bis zu zwanzigtausend Euro war immer ausgeschöpft, und lediglich mein Verdienstnachweis verhalf mir zu einem größeren Kreditrahmen, der aber letztlich auch nicht mehr ausreichte. Ich geriet immer tiefer in die Sackgasse. Wie komme ich da raus?

Ich bildete mir angesichts meines guten Standings im KiKA ein, ich könnte es wagen, einen lukrativeren Job zu suchen. Meine narzisstische Intuition sagte mir deutlich, du kannst noch etwas Höheres erreichen als das, was hier beim KiKA möglich ist. Freunde und Kollegen, mit denen ich darüber im Vertrauen sprach, stimmten zu, aber sie »beschworen« mich, diesen Job nicht aufzugeben. »Du bist das Herzstück hier.« Das streichelte meine Eitelkeit.

Mir war klar, dass der engste Kreis meiner Kollegen davon profitierte, wenn ich bliebe. Meine Freunde hatten eine sichere Bank, denn ich half gern aus, wenn es mal eng in ihrer Haushaltskasse wurde, obwohl ich selbst oft am Limit war, was sie nicht ahnten. Ich entschied mich, beim KiKA zu bleiben. Vielleicht kriegte ich ja auch hier die Kurve und fand den Ausweg aus der Sackgasse. Am Credo des Chefs, »Meine Ideen sind bis zum Beweis des Gegenteils immer die besten«, störte mich vor allem, dass er die Programmgestaltung nach dem Entwicklungsstand seines eigenen Nachwuchses ausrichtete.

Mit unseren externen Produzenten pflegte ich eine partnerschaftliche und gute Zusammenarbeit. Schließlich sind sie die wahren Kreativen, die unter einem immer größer werdenden Kostendruck unsere Projekte realisierten. Unsere Zahlungsvorschriften boten wenig Spielräume. Produktionen wurden gekürzt, nicht mehr fortgesetzt oder neu vergeben. Letzteres war besonders heikel. Einem Produzenten ein Projekt zu entziehen, bedeutete für diesen spürbare wirtschaftliche Einbußen und Imageverlust, wenn nicht gar Insolvenz. Eine Ausschreibung war nicht üblich. Es lag in der Gestaltungsmacht eines leitenden Redakteurs, Produktionen neu zu vergeben. Meine Aufgabe war es dann, die Rolle des »Bad Guy« zu übernehmen und es dem Produzenten mitzuteilen. Insbesondere für kleine Firmen war das wirtschaftlich ein herber Verlust. Ein von mir sehr geschätzter Redakteur pochte darauf, dass eine beliebte Sendung für das Weihnachtsprogramm künftig von einer anderen Firma produziert werde. Die Qualität würde sich verbessern, davon war er überzeugt. Aber er wusste auch, dass ich seine Meinung nicht teilte, und kasperte es an mir vorbei mit unserem Chef ab. Für die Firma bedeutete die Kündigung einen Umsatzverlust von achthunderttausend Euro. Ich erinnerte intern an unsere Verantwortung als öffentlich-rechtlicher Auftraggeber. »Das wird schon«, meinte mein Chef. »Du wirst eine sozial vertretbare Lösung für eine Ausgleichszahlung finden, die jeder Prüfung standhält.« Und mir fiel etwas ein. Es glich den Verlust der Produzentenfirma nicht aus, wurde aber mehr als ein Trostpflaster. Ich genehmigte überhöhte Rechnungen, Rückfragen blieben aus. Ich machte diesen Vorgang sogar transparent, mit der Begründung, eine soziale Lösung zu finden und der Chef wisse Bescheid.

Nachdem das »Schmerzensgeld« für den Verlust auslief, traf ich mich mit dem kaufmännischen Leiter der Berliner Firma und teilte ihm mit, dass es ab jetzt keine Zahlungen mehr geben würde. Weitere Rechnungen könne ich nicht durchwinken. Das würde irgendwann auffallen. Mein moralischer Kompass funktionierte noch. Fabian B., der die Finanzen seiner Firma in der Hand hatte, akzeptierte den Verlust des Projektes und war dankbar für die bisherige Unterstützung. Falls es andere Möglichkeiten gebe, für den KiKA zu arbeiten, sagte er, wäre es gut für die Firma. Und ich fragte, ob das auch etwas für mich bringen würde. Diese Frage beantwortete er mit Ja, und damit war der Pflock eingerammt: Ein weiterer Umsatz der Firma mit dem KiKA würde mir persönlich Geld einbringen.

Als ich die erste Rechnung ohne Leistung genehmigt hatte und mein Anteil vor mir lag, war der Sündenfall passiert. Damals beruhigte ich mich damit, dass ich mir lediglich finanziellen Spielraum für meine Sanierung verschaffen wollte. Ich beschwichtigte mich selber, dass ich dieses Prozedere ohnehin höchstens drei bis vier Mal durchziehen könnte, da es sonst dem Controlling in Leipzig auffallen würde. Dabei wusste ich sehr gut, dass dieses nicht stark ausgeprägt war. Die Spürnasen von Prüfern von außen, die unseren Sender nur sehr selten kontrollierten, fragten zwar nach bestimmten Vorgängen, meine Antworten waren aber stets überzeugend und mein Beschaffungssystem somit nicht gefährdet.

Innerlich sträubte ich mich noch, mit illegalen Einnahmen meine finanziellen Probleme zu regeln. Es wäre Betrug. Doch so nannte ich es nicht, ich würde ja nur auf Risiko gehen. Und risikobereit muss man sein, um zu gewinnen! Könnte ich nur ohne Limit am Automaten agieren, so meine wirren, für mich aber folgerichtigen Überlegungen, würde ich Geld in die Hand bekommen, um alles wieder in Ordnung zu bringen. So einfach bastelt sich ein Spieler seine Strategie zurecht, so perfektioniert er seine Gedankenkonstrukte und schaltet ethische Hürden aus. Das weiß ich heute.

Und noch etwas hatte ich damals nicht begriffen: Ich spielte, ich spielte oft und mit hohen Einsätzen, das war ein nicht zu leugnender Fakt. Aber spielsüchtig? Ich doch nicht! Ich habe keinen Gedanken daran zugelassen, geschweige denn, dass ich mir meine Sucht eingestanden hätte.

Sucht

Überflüssig zu sagen, dass mein erklärtes Ziel, mich mit den illegalen Einnahmen zu sanieren und dann mit dem Spielen aufzuhören, scheiterte. Die Straße, die in die Katastrophe führen würde, war schon betoniert. Ich verabschiedete mich zwar von meinen Berliner Bordellbesuchen, zumal mein bevorzugtes »Etablissement«, der Keller in Wilmersdorf, dicht machte. Besitzer Stephan hatte genug verdient, um nach Mallorca auszuwandern, und schickte »meine Ungarn« nach Budapest zurück. Aber die Kohle, die ich hier nicht mehr ausgab, steckte ich nun auch noch in den Automaten.

Der jährliche Las-Vegas-Trip war Teil meiner rasanten Spielerkarriere. Zehn Tage »Spiel ohne Grenzen«. Nach meinen ersten Erfahrungen, gekrönt von Siegfried und Roy 1999, also sechs Jahre zuvor, entwickelte ich mich zu einem soliden Vegas-Profi. Von den Hotels und den Show-Besuchen bis hin zu den Casino-Ressorts bereitete ich alles exakt vor. In Las Vegas spielte ich vorwiegend am Black-Jack-Tisch. In Amerika gibt es viele Arten dieses Spiels, die ich in Europa nie gesehen hatte. Ich wollte sie alle verstehen. Jeder Aufenthalt in der Glücksspieler-Stadt war kostspielig, hatte etwas Dekadentes. Der Flug immer erste Klasse, Hotel fünf Sterne mit großem SPA und Pool und mindestens ein Taschengeld von zehntausend Dollar. Das war die Höchstsumme, die man ohne

Extragenehmigung einführen durfte. Als Reserve musste die Kreditkarte herhalten.

Der Wahnsinn wollte finanziert sein. Ich verstand mich gut darauf, Kalkulationen mit Produzenten so zu gestalten, dass sie immer einen Bonus für mich enthielten und trotzdem glaubwürdig waren. Nicht die Personalkosten sind flexibel, es waren die Sachkosten, wie zum Beispiel der Kulissenbau. Zunehmend ohne Skrupel beharrte ich auf meinen Las-Vegas-Trips. Einer der Deals bestand darin, den befreundeten Produzenten Peter großzügig für die Herstellung der beliebten Show »Bernd, das Brot« in Berlin auszustatten, und ich bekam dafür mein Reise- und Spielbudget. Niemals machte er eine Bemerkung, ob ich es nicht übertriebe.

Das Spielen betäubte meine Wahrnehmung von der Realität mehr und mehr. Die Spielbankbesuche bestimmten meine Tage, Wochen und zuletzt auch meine Urlaubsplanungen. Berlin war reserviert für die Wochenenden. Meistens von Freitag- bis Sonntagabend, manchmal, wenn die Verluste zu heftig waren, eben auch noch die Montage, an denen ich versuchte, diese wieder auszugleichen. In den Spielbanken am Potsdamer Platz, am Alexanderplatz und in Potsdam war ich Stammgast. Ich blieb immer viele Stunden und zeigte mich bei Gewinnen jedes Mal großzügig gegenüber dem Personal.

Unter der Woche ging ich auch ein bis zwei Mal ins Casino in Leipzig. Hier gab es einen Automatensaal, der zwei Uhr nachts schloss. Danach fuhr ich noch nach Erfurt zurück. Manchmal halfen mir größere Gewinne über eine Zeit ohne illegale Geldbeschaffung hinweg. Ich spielte mit hohen Einsätzen. Die »Belohnung« dafür kam allerdings viel zu selten. Nüchtern betrachtet, ging es immer weniger darum, Geld zu gewinnen, sondern um den »Kick«. Es ist schon ein wohliges Gefühl, wenn eine ersehnte Gewinnkombination endlich auf dem Bildschirm des Automaten erscheint und die Gewinnsumme hochzählt.

Meine Entscheidung, den KiKa nicht zu verlassen, frustrierte mich. Meine Distanz zum eigenen Tun wuchs, und ich fand es absurd, wenn ich als Produktionschef feststellte, wie der KiKa Geld durch die Entscheidungen Einzelner verschwendete. Ich saß aber derweil am Spielautomaten, um lediglich den Startknopf zu drücken. Denken und Entscheiden – nicht nötig!

Der Ablauf war immer derselbe: Ich verfügte über ein Spielbudget, und das Adrenalin stieg, wenn ich endlich am Automaten mit meinem Lieblingsspiel saß. Mit dem ersten Tastendruck war ich vermeintlich sorgenfrei. Ein warmes Glücksempfinden durchströmte mich! Falls ich später das Casino nicht bankrott verließ, trat ein Gefühl von Zufriedenheit ein. Verließ ich es bankrott, waren die Hassgefühle auf mich selbst unerträglich: Verlierer. Versager. Idiot.

In solchen Situationen musste der liebe Gott herhalten und sollte den Spielteufel vertreiben. »Hilf mir da raus. Noch einmal bitte, und lass mich nicht im Stich.«

Mit einem Verlust von mehreren tausend Euro an einem Abend kam ich schlecht in den Schlaf. Am Morgen nutzte ich dann sofort die Instrumente der Geldbeschaffung, die ich gut beherrschte. Denn nicht nur mit Fabian und Peter hatte ich ein »Beratungssystem« ausgeheckt, das mir immer wieder zu Geld verhalf – je größer meine Verluste wurden, umso mehr Partner baute ich mir auf. Das Ganze klappte nur, weil es kein funktionierendes Kontrollsystem gab. Ein systemisches Problem. Dass »mein System« später aufflog, war allein dem geschuldet, dass Fabian, *ein* Beteiligter an diesem »System«, die Nerven verlor.

Die Eröffnung der »Spielbank« in Erfurt im Jahr 2005 beschleunigte meinen Untergang. Die leitenden Angestellten kamen überwiegend aus Berlin, weil es derselbe Betreiber war. Sie erkannten mich sofort. Ich wurde auch hier Stammgast und entsprechend behandelt. Es entbehrte nicht einer gewissen Ironie, dass das Casino 2012 wieder schließen musste, als die Lokalzeitung sinngemäß schrieb: Die Raummiete von knapp dreißigtausend Euro konnte nicht mehr sichergestellt werden; das Thüringer Innenministerium gab keine Unterstützung mehr. Vor allem aber fehlten dem Casino die Einnahmen des ehemaligen Herstellungsleiters des ortsansässigen TV-Senders. Er hatte monatlich für die Miete gesorgt. Ja, das hatte ich.

Meine Spielmöglichkeiten hatten sich also erweitertet. Neben Berlin, Potsdam und Leipzig nun auch Erfurt. So konnte ich jetzt jeden Tag – egal, wo ich gerade war – die Spielbank besuchen. Klar, dafür brauchte ich immer mehr Geld. Bald saß ich an jedem Tag der Woche an den Automaten. Ob je sechs Stunden montags bis freitags oder sogar zwölf bis dreizehn Stunden täglich an den Wochenenden. Eine Pause entstand nur dann, wenn Geld und alle Dispos erschöpft waren. Dann musste ich auf Nachschub warten.

Schon lange stellte ich keine »Beratungsrechnungen« mehr. Ich brauchte Bargeld und beschaffte es mir vor allem von Fabian. Wir dachten uns kuriose Wege des Geldtransports aus. Beliebt wurde der DVD-Versand an mich. Die Hülle sah immer wie neu aus. Drinnen waren die Scheine für mich versteckt. Einmal verschwand ein DVD-Paket, und ich verfiel in Panik, bis es sich wieder anfand.

Die Arbeit schaffte ich nur noch, weil ich routiniert war. Besonders nach Wochenenden mit großen Verlusten, die sich auch mal auf vierzigtausend Euro beliefen, fühlte ich mich erschöpft und ausgebrannt. Die Spielsucht forderte ihren Tribut.

Ich betrog, um mein Auskommen und das Glücksspiel zu finanzieren. Ich zog mich immer weiter vom sozialen Leben zurück und baute eine Agenda um mich herum auf, ein Fake-Leben, das ich mit unglaublich viel Aufwand gestaltete. Ich war überzeugt davon, die Kontrolle nicht zu verlieren.

Flackernde Bilder

Der schöne Ronaldo weinte bitterlich. Er und seine Mannschaft verloren in Lissabon das Finale der Europameisterschaft mit 0:1. Gegner war der Außenseiter Griechenland, trainiert von einem Deutschen. Das Finale fand an einem Sonntagabend statt. Ich hatte mir den Montag frei genommen. Mein Sehnsuchtsort war das Automatencasino am Alexanderplatz in Berlin. Ein wunderbarer Sommertag, der heiß werden sollte.

Für elf Uhr hatte ich eine fiktive Besprechung angesetzt – die Öffnungszeit des Automatensaals. Ich war monetär gut ausgerüstet und fiebrig darauf, mehr daraus zu machen. Einige Leute standen schon direkt vor dem Eingang. Vielleicht wollten sie aus der – Ende des Monats erhaltenen – Stütze mehr machen? Damit es nicht peinlich auffiel, dass auch ich darauf wartete, dass sich die Pforten öffneten, lief ich noch eine kleine Runde, ohne den Eingang aus dem Blick zu verlieren.

Exakt um elf Uhr zwanzig startete ich – im sommerlichen Shirt – meinen ersten Tastendruck am Automaten. Wie von Zauberhand verschwand die Realität und damit meine kribblige Nervosität. Nichts sollte und durfte mich jetzt stören. Die Saal-Angestellten brachten einen frischen Kaffee und ich konnte mit Handzeichen nachordern. Der Aschenbecher neben dem Automaten war frisch gereinigt, was nicht lange so blieb.

Der Automatensaal ist ein Ort mit vielen Geheimnissen. Stumme Seelen, die einen Pakt mit der Maschine eingehen. Ein »magischer Käfig«, der mich vom Alltag abschottete und immer aufs Neue in seinen Bann zog. Am frühen Nachmittag, viele Tassen Kaffee und zwanzig Zigaretten später, schaute ich mich um. Der Saal war voll. Jeder, so mein Eindruck, hatte sein favorisiertes Spiel, das das Glück versprach, und somit »seinen« Automaten gefunden.

Es war sehr warm. Die Klimaanlage schien nicht gut zu kühlen. Wegen des Rauchens war die Luft schlecht. Hinzu kam, dass die Automaten Wärme abgaben. Mein Bargeld ging zu Ende. Ich brauchte frisches Geld und hätte es hier an der Kasse mit der Bankkarte holen können, entschied mich aber, über den Alexanderplatz zur Sparkasse zu gehen.

Beim Verlassen des »magischen Käfigs« begrüßte mich ein sonnendurchfluteter Nachmittag in der Großstadt. Hektisches Treiben: Touristen, Spaziergänger und glückselige Griechen. Open-Air-Getränkestände und grölende Jugendgruppen, die ihre Ferien genossen. Die brachiale Realität machte mich zu einem Zombie, der aus seiner Gruft hervorgekrochen war. Ganz schnell holte ich das Geld und verließ diese Welt wieder. Mein Platz war reserviert, der Ascher frisch gereinigt. Anfangs spielte ich an diesem Tag mit kleineren Einsätzen, wollte aber schnell mit größeren zu einem Gewinn kommen. Diesen würde ich dann als Spielkredit nutzen, um nach einer Flaute wieder anzugreifen. Das permanente Nachfüttern, so wird unter den Spielern das ständige Geldnachstecken in den Automaten genannt, führt zu Frustration.

Aufgeben kam mir nicht in den Sinn. Der Automat war scheinbar so programmiert, dass er nach der Flaute eine Gewinnserie starten würde, die man nicht verpassen durfte. Wie oft hört man von Berichten aus der Zockerwelt, dass einer den ganzen Tag an einem Automaten saß, bis das Geld aufgebraucht war und nichts mehr ging. Der Nächste brauchte dann nur ein paarmal den Startknopf zu drücken und die Gewinnserie startete. Also weiterkämpfen. Je schneller meine Hunderte verschwanden, desto mehr glimmten die Stängel. Aus einem Freudentag wurde ein Stresstag. Ich fing an zu schwitzen und bestellte mir Wasser. Die klimatischen Verhältnisse im hermetisch abgeschlossenen Raum trieben mir den Schweiß auf die Stirn. Inzwischen war es später Nachmittag, und ich musste langsam an meine Rückreise nach Erfurt denken. In meinem Automaten steckten bereits mehr als sechstausend Euro, und noch zeigte sich kein Ende der Flaute.

Mit der nächsten Zigarette und in Schweiß gebadet, fragte ich mich, was ich hier schon wieder tat. Die gigantischen Verluste würden niemals auszugleichen sein! Mein Dispo war schon jetzt, zu Beginn des Monats, ausgeschöpft. Wovon wollte ich leben? Welche legale Lösung gab es? Keine.

In diesem Moment startete eine erste Gewinnserie. Endlich! Auf der »Uhr« stand: 2000 Euro. Sofort strömten die Glückshormone. Der kalte Angstschweiß trocknete. »Jetzt wird alles gut«, ermutigte ich mich im Selbstgespräch und dankte der funkelnden Maschine. Das »Objekt der Begierde« musste meine Zweifel registriert und meine Sorge gefühlt haben. Und wissen, dass ich fortgehen würde. Das wollte die Lady nicht und schenkte mir Hoffnung. Und ich blieb. Aber der hoffnungsstiftende Kredit war schnell aufgebraucht. Jetzt durfte ich erst recht nicht aufgeben und lief erneut zur Bank gegenüber, um Geld zu ziehen. Es dämmerte inzwischen und meine zombiehafte Visage fiel nicht weiter auf. Ein schneller Blick auf mein Handy: Was da an E-Mails aufgelaufen war, konnte ich alles morgen erledigen.

Gegen Mitternacht belief sich der Verlust auf zehntausend Euro. Sechzig Zigaretten waren geraucht, zwanzig Tassen Kaffee und zwei Wasser getrunken. Nichts gegessen. Und noch die lange Fahrt vor mir. Müde und tranceartig starrte ich auf die Symbole meines Automaten. Dann ein Blitz im Kopf.

Ganz langsam öffnete ich die Augen. Ich erblickte einen Mann über meinem Gesicht. Er sah mich an und lächelte. »Na, da sind Sie ja wieder?« Ich realisierte, dass ich auf dem Boden lag und mein Kopf verdammt weh tat. Um mich herum standen einige Menschen mit kritischer Miene. Ich wusste nicht, wo ich war. Eine über mich gebeugte Person – der Kleidung nach ein Notarzt – fragte mich, wo ich bin, wie ich heiße und welcher Tag heute ist. Die Fragen konnte ich nicht beantworten, so sehr ich mich auch anstrengte. »Wir bringen Sie jetzt ins Krankenhaus nach Friedrichshain. Machen Sie sich keine Sorgen. Es wird alles gut«, hörte ich den Rettungsassistenten sagen. Ich fragte nach meiner Geldbörse und meinem Schlüssel. »Nehmen wir alles mit. Keine Sorge«, sagte der freundliche Rettungsassistent.

Ich war in einer Art Viertel-Bewusstseins-Zustand. Das Rettungsteam hievte mich auf eine fahrbare Trage und rollte mich, gefühlt eine halbe Ewigkeit, über den Alex zum Krankenwagen. Ich schloss die Augen vor Scham. Fest verschnürt, damit ich nicht von der Liege fiele, und mit Sirene ging es in Richtung Notaufnahme. Mit einem Drittel-Bewusstsein fiel mir ein, dass ich im Casino gewesen und welcher Tag heute war. Allerdings wusste ich immer noch nicht, wie ich hieß. In der Notaufnahme wurde ich in ein Aufnahmezimmer geschoben. Der freundliche Rettungsassistent legte meine Habseligkeiten in einen Korb. »Alles da. Ich wünsche gute Besserung.« Immer noch freundlich und mit einem Lächeln verschwand er. Ich lag regungslos in diesem abgedunkelten Zimmer. Eine unbändige Müdigkeit überfiel mich. Ich konnte mich nicht bewegen. Mein ganzer Körper schien tonnenschwer. Wie spät war es? Mein Bewusstsein kam in Schritten wieder. Jetzt wusste ich, dass ich noch nach Erfurt fahren wollte. Was war passiert?

Eine Krankenschwester kam zu mir. »Wir haben auf der Station nach einem Neurologen gefragt. Der kommt gleich«, sagte sie und deckte mich mit einem leichten Laken bis unters Kinn zu. Ein Leichentuch! Ich werde sterben. Das Urteil stand fest! Man wird nichts mehr für mich tun können. Wie wird es meine Mutter erfahren? Wie wird die Todesanzeige in meinem Sender lauten? Die vielen kleinen Dreckecken in meiner Wohnung kann ich doch niemanden zumuten. Der Neurologe war eine Frau, zierlich und mit einer sympathischen Ausstrahlung. Sie stand an meinem Bett. »Werde ich sterben?«, war meine erste Frage. Sie strahlte mich an und sah mein verängstigtes Gesicht. »Ja«, antwortete sie ohne Zögern, »aber nicht heute und nicht hier.« Sie erklärte mir ruhig und verständlich, was passiert war. »Sie hatten einen schweren epileptischen Anfall mit zeitweiliger Bewusstlosigkeit.« Ihre Fragen zu meinem Tagesablauf bestätigten ihre Diagnose. Mehr als sechzig Zigaretten, fast nur Kaffee und nichts gegessen, die Wärme und schlechte Luft im Casino, das alles hatte mich ausgehebelt. Ich war wie ein Sack vom Hocker gefallen und hatte minutenlang am Boden gekrampft. Dabei hatte ich mir den Hinterkopf blutig geschlagen, aber offenbar noch Glück gehabt, dass ich nicht schlimmer gestürzt war und dass ein spielender Arzt mir die Zunge irgendwie rausholte, damit ich nicht erstickte. Beinahe wäre ich »im Käfig« krepiert.

Epileptische Anfälle können verschiedene Ursachen haben. Am häufigsten und bekanntesten sind optische Reize und hier vor allem flackerndes Licht, wie eben die Automaten-Monitore mit wechselnden Symbolen und raschen Lichtwechseln, erklärte mir die Neurologin weiter. »Vergleichbar mit stroboskopischen Effekten in der Disco oder einer Fahrt auf einer Baumallee, bei der das Sonnenlicht einen Hell-Dunkel-Effekt erzeugt. Ihre Synapsen im Kopf haben dann verrückt gespielt und einen Anfall ausgelöst. Wir stecken Sie jetzt ins CT, dann sehen wir weiter. Vielleicht nehmen wir Sie stationär auf.«

Das darf auf keinen Fall passieren, schoss es mir durch das wieder intakte Gehirn. Das kann ich niemandem erklären und wollte es auch nicht.

Durch die Muskelverkrampfung fühlte sich mein Körper ungemein schwer an.

Naiv hoffte ich, dass sich die Verkrampfung lösen würde. Schließlich musste ich mit ihm fliehen. Ich schlief ein und wachte wieder auf, als sich mein Krankenbett in Bewegung setzte. Offenbar war es Zeit für das CT. Ich hielt die Augen geschlossen und wollte weiterschlafen, mich wegträumen von diesem unwirklich-wirklichen Ort. Gegen fünf Uhr morgens meinte die Neurologin, dass alles okay sei. Inzwischen erinnerte ich mich an die Ereignisse des Montags. Die Ärztin besprach mit mir die stationäre Aufnahme. Das musste ich nun aber verhindern. »Ich würde doch lieber zu einem Freund fahren und dort übernachten«, log ich sie an. »Das wäre dann Ihr eigenes Risiko. Was Sie uns quittieren müssen«, meinte sie. »Das mache ich.« Sie bereitete die Dokumen.. vor. Die Schwester bestellte mir ein Taxi. Etwas Bargeld hatte ich noch. Als ich meinen schweren Körper zum Ausgang der Notaufnahme schleppte, sah es wahrscheinlich so aus, als wäre ich neunzig Jahre alt. Die gesamte Muskulatur schmerzte.

Es war schon taghell und die Sommersonne zog auf. Noch schien die Stadt zu schlafen, nur vereinzelt waren Menschen und Autos auf den Straßen. »Zum Alex bitte«, sagte ich dem Taxifahrer. Die Fahrt dauerte nicht lange. Dann war ich auf dem Mittelstreifen des Parkplatzes vor dem »Hotel Park Inn« angekommen. Mein Mietwagen stand dort verwaist am äußersten Rand. Es war erst kurz nach sechs Uhr am Morgen, als ich ins Auto stieg. Schnell war ich aus der Stadt raus und auf der Autobahn. Ich konzentrierte mich voll auf das Fahren. Dadurch fühlte ich meine Schmerzen kaum und vermied, mich zu bewegen. Das Radio ließ ich aus. Die morgendlichen Gute-Laune-Sender würden mir jetzt tüchtig auf den Geist gehen. Am Nuthe-Dreieck in Richtung Leipzig realisierte ich vehement, dass dieser epileptische Anfall mein Leben verändern würde. Meine Emotionen überschlugen sich und ich weinte bitterlich. Noch war ich fast allein auf der A9. Als ich mich beruhigt hatte, schwor ich mir: »Das war der letzte Besuch im Casino. Ich muss aufhören!«

In der Nähe von Leipzig begann mein Körper zu protestieren. Das Adrenalin war aufgebraucht. Der Körper verlangte nach Schlaf. Aber ich musste ins Büro! Ich musste das schaffen. Die letzten Kilometer waren eine Tortur. Einige Male fiel ich in einen Sekundenschlaf. Als ich in Erfurt endlich unter der Dusche stand, wurde mir bewusst, wie lebensgefährlich diese Fahrt gewesen war.

… h nicht nur für mich. Die Angst, dass nichts … urfte, hatte mich dieses Risiko völlig ausschal-

… zehn kam ich äußerlich unversehrt im Büro an. Die Redaktionssitzung sollte gleich beginnen. Ganz müde sähe ich aus, sagte meine Bürochefin, als ob ich die Nacht durchgemacht hätte. »Ach, die jungen Menschen überschätzen immer ihre Kraft.« Ich plapperte irgendeine Erwiderung und merkte, dass ich keinen Satz vernünftig beenden konnte. Mir fielen die passenden Worte nicht ein. Mein Gehirn arbeitete nur rudimentär. Ich hatte die Sätze im Kopf und konnte sie dennoch nicht sagen.

Auf dem Weg zur Sitzung überfiel mich eine kurze Panik. Ein bleibender neurologischer Schaden? Ich musste doch sprechen können.

Mein desolater Zustand fiel in der Sitzung niemandem auf. Warum auch? Sie waren mit sich und ihren langen Monologen beschäftigt. Die Bilder der Nacht liefen noch einmal wie ein Film im Zeitraffer im Kopf ab. Ich verzichtete auf ein Mittagessen mit den Kollegen und saß apathisch im Büro. Am frühen Nachmittag, ich hatte freundlich bestimmt alle Termine vertagt, wusste ich: Mit fünfzehntausend Euro Verlust hatte man mich in der Nacht aus dem Casino getragen. Nicht einmal diese Summe und der Umstand, dass ich fast gestorben wäre, ließen mich erkennen, dass ich wirklich aufhören musste mit dem Spielen. Ich war sofort wieder dabei, alle Quellen zu mobilisieren. Ein Telefonat. Eine E-Mail. Und die Zusage von Geld. Womit ich den neuerlichen Schwur schon nach einigen Stunden wieder gebrochen hatte.

Ganz gegen meine Gewohnheit verschwand ich gegen sechzehn Uhr aus dem Büro. Ich wollte nur noch schlafen. Am anderen Morgen, eher später Vormittag, ging es mir spürbar besser. Ich las den Arztbericht durch, der den Vorfall drastisch beschrieb und mit der Empfehlung endete, dass ich mich unbedingt einem Neurologen vorstellen solle. Ich sollte optische Reize meiden, insbesondere Automaten. Das kam einem Spielverbot gleich.

Daneben leben

Es blieb beim Vorsatz. Ich blieb ein Spieler und riskierte nicht nur meine Gesundheit, sondern auch mein Leben. In meinen Zwiegesprächen mit Gott bejammerte ich mein Schicksal und bat immer wieder um eine Art »phänomenale Kraft«, um mich am eigenen Schopf aus dem Sumpf ziehen zu können. Aber anstatt das zu tun, investierte ich weiterhin viel Zeit und perfektionierte die Geldbeschaffung. Ich organisierte weitere verschiedene Finanzflüsse über die Produzenten, die meinen unersättlichen Bedarf an Spielgeld absicherten. Später gaben einige dieser Produzenten zu Protokoll, dass sie sich von mir erpresst fühlten, statt – wie ich es sah – großzügig unterstützt. Vermutlich spricht nichts gegen deren Sichtweise. Nur ich, süchtig nach immer mehr Bargeld, um es im Spielautomaten versenken zu können, sah das eben anders. Ich verstand es auf subtile Art, souverän zu agieren. In den Protokollen der Ermittlungsbehörden war später zu lesen, dass die »Erpressten« in Angst und Sorge waren, ihre Aufträge zu verlieren, wenn sie nicht »mitspielten«. Also taten sie es.

Zwar war ich nie die letzte Instanz, die über ein Produktionsvorhaben entschied; das Programm wurde in den Redaktionen und nicht an meinem Schreibtisch beschlossen. Aber ich war verantwortlich für eine solide Finanzierung. Mit meinen Erfahrungen hätte ich die Kalkulationen manches Mal auseinanderpflücken können. Dann wären Kürzungen die Folge gewesen. Leben und leben lassen – lautete mein Credo.

Natürlich hätte es für die Produzenten die Möglichkeiten gegeben, sich – statt »erpresserische« Zahlungen zu leisten – an meine Vorgesetzten bis ganz oben zu wenden, um das zutiefst »unseriöse Prozedere« anzuzeigen. Aber niemand nutzte eine dieser Instanzen. Warum nicht? Nun, weil das Prinzip überall dasselbe ist. Es gab und gibt immer wieder korrupte Handlungen, die eben systemisch sind: Eine Redakteurin, die unter falschem Namen ihre eigenen »Tatorte« schreibt und Honorare dafür einstreicht. Ein Hierarch, der Karrieren für körperliche Gegenleistungen befördert. Eine selbstverliebte Chefin eines Berlin-Brandenburgischen Senders mit spezifischem Versorgungsauftrag an die Liebsten. Und auch ich nutzte das unkontrollierte gebührenfinanzierte System schamlos aus. Es klingt absurd, aber jeder Euro wanderte ab in die Spielbanken mit einer staatlichen Konzession.

Nur meine äußerliche Hülle imaginierte ein sorgloses Leben und täuschte damit Freund und Feind. Ich existierte daneben. Vor meinem engeren Freundeskreis verheimlichte ich meine Casino-Besuche auch nicht wirklich. Hin und wieder besuchten wir die Spielbanken sogar gemeinsam. An solchen Abenden hatte ich mich besser im Griff, mein Spiel war viel weniger exzessiv als sonst. Das gehörte zur Taktik.

Kalkül war auch, mir kein Geld von Freunden zu leihen. Im Gegenteil, ich unterstützte mit finanziellen Zuwendungen deren Zukunftsträume. Ich konnte das, weil ich andere Quellen hatte.

2006 war ich mit Freunden und Kollegen bei sechs Spielen der Weltmeisterschaft in Stadien. Höhepunkt war das Viertelfinale Deutschland gegen Argentinien in Berlin. Ohne Geiz zahlte ich für meine Karte auf dem Schwarzmarkt tausend Euro und jubelte vor Ort über den gehaltenen »Zettel-Elf-Meter«. Solche Ausgaben waren ein starkes Alibi für die Wahrung des Scheins.

Während fünf kalter Tage in New York mit Tobias, meinem früheren IT-Mitarbeiter und Lover, der inzwischen in München arbeitete, näherten wir uns nach schwierigen Jahren mit wenig Kontakt langsam wieder an. Ich zeigte ihm, dass er immer einen Platz in meinem Herzen haben würde, nicht zuletzt dadurch, dass ich alle Kosten mit meiner Kreditkarte beglich. 1996 hatte ich mit Andi dort auf dem Dach des World Trade Centers gestanden und nun, zehn Jahre später, mit Tobias am Ground Zero. Wir checkten im Waldorf Astoria ein und teilten uns ein riesiges Bett. NY präsentierte sich die ganze Zeit mit gefühlt minus 20 Grad und strahlend blauem Himmel. Ich genoss es und liebte diesen wunderschönen Mann. Tobias entführte mich für einige Momente aus meinem verdorbenen Leben. Aus meiner erstarrten Leere wurde eine »eiskalte Wärme«. Nach der Rückkehr setzte schnell der Tauprozess ein und ich war wieder im Leben daneben und verbrannte Geld in meinem Casino-Netzwerk.

Meine perfekt gespielte Vorstellung eines bürgerlichen Lebens, das es in Wirklichkeit nur noch ansatzweise gab, war eine dramatische Rolle. Apropos, mit achtzehn Jahren hatte ich kurz den Wunsch, Schauspieler zu werden und wollte mich an der Schauspielschule bewerben. Ich lernte dafür einige Textpassagen auswendig. »Sein oder Nicht sein« war dabei.

Außer dem Spielen war das Einzige, was ich in meiner Freizeit noch verfolgte, Italienisch zu lernen, wie ich es in Budapest beschlossen hatte. An jedem Dienstagabend kam die Lehrerin zu mir nach Hause. Ich bezahlte die Stunden über Durchschnitt. Andrea, eine attraktive junge Frau, hatte einen dreijährigen Sohn und war alleinerziehend. Da half jeder Euro. Ihre Geduld mit mir war schier unerschöpflich. Ich wollte unbedingt gut sprechen, tat mich aber schwer damit. Weil ich immer auf der Suche nach dem richtigen Satz in einer perfekten Grammatik war, stotterte ich mehr, als dass ich flüssige Sätze herausbrachte. Mich ärgerte das. Andrea sah mir meine Enttäuschung an. »Du musst nach Italien. Die Sprache lernst du dort. Mach dich auf die Reise. Aber nicht nur ein paar Tage. Lebe dort. Du wirst staunen, wie dir unsere Lektionen wieder einfallen und du ganz schnell lernst und verstehst.« Damit setzte sie mir einen Floh ins Ohr.

2007 wurde ich zum Leiter des Festkomitees zur Vorbereitung des zehnjährigen Senderjubiläums bestimmt. Glanzvolle Höhepunkte sollten ein rauschendes internes Event einerseits und ein großes öffentliches Fest in der Erfurter Innenstadt andererseits sein. Uschi, eine animierte und sprechende Geburtstagstorte, war das Maskottchen für die Feierlichkeiten. Das Mitarbeiterfest sollte eine Veranstaltung mit allem Schnickschnack sein, moderiert vom gut aufgelegten Dirk Bach und gekrönt von einem Auftritt von Otto Waalkes. Mein Chef Beckmann wollte es fett. Die Kosten waren zweitrangig. Alle folgenden Jubiläen, die ich ja nicht mehr miterlebte, waren dagegen armselig, heißt es.

Zwischen dem teuren Fest für die Angestellten und dem noch teureren Senderfest für die Öffentlichkeit lag eine knappe Woche, in die mein vierzigster Geburtstag fiel. Ich sah ihm keineswegs mit Freude entgegen, wichtig war mir nur, mit einer großen Party mein intaktes bürgerliches Leben in Szene zu setzen. Roland, mein bester Freund in Erfurt, führte eine Eventagentur und schenkte mir die Ausrichtung des Festes. Die Finanzierung? Es kam uns zupass, dass er den Auftrag für die Organisation des Senderfestes in der Stadt erhalten hatte. Das Motto meiner Party: »Eine italienische Nacht.« Die humorvolle Einladungskarte zeigte mein Gesicht in der berühmten Goethe-Darstellung, als dieser entspannt mit Hut vor der Silhouette Roms rastet und etwas in sein Buch zur italienischen Reise notiert. Im Text verwies ich auf eine Geschenkmöglichkeit: die finanzielle Beteiligung an den Mietkosten eines Ferienhauses in Italien. Meine Geburtstagsansprache hielt ich nicht perfekt, aber stilgerecht auf Italienisch. Übersetzt hatte das vorab mein Produzentenfreund Rolli aus Baden-Baden, ein Schweizer mit italienischen Wurzeln. Der Kern meiner Geburtstagsbotschaft: Die Spenden können abgewohnt werden. Ihr seid herzlich eingeladen nach Italien.

Aus dem Floh im Ohr war also ein konkreter Plan geworden. Allerdings ein Plan mit Hintergedanken, die ich vor meinen fünfzig Geburtstagsgästen auf dem Petersberg in Erfurt natürlich nicht aussprach. Ich wollte 2008 für drei Monate in die Toskana gehen – eine Art Sabbatical, mit Feiertagen und angespartem Urlaub war das unter Fortzahlung meines Gehalts möglich –, um den Spielautomaten zu entkommen! Nun hatte ich dank der großzügigen Spenden meiner Geburtstagsgäste den Großteil der Miete zusammen.

Eine vielgelesene thüringische Lokalzeitung krönte meinen Geburtstag. Sie veröffentlichte ein doppelseitiges Porträt über mich. Darin wurde ich als starker Mann im Hintergrund vorgestellt, der die Fäden sicher in den Händen hält. Gleich, wer gerade die Geschäfte offiziell führt. Was für eine Eloge.

Durch den Zeitungsartikel wussten nun auch die Casino-Angestellten in Erfurt, mit wem sie es zu tun hatten. Sie wurden noch freundlicher und glaubten zu wissen, dass größere Verluste mich in dieser Position nicht ruinieren würden. Was sie nicht wussten: Ich wurde nach Tarif bezahlt.

Nach all diesen Festlichkeiten machte ich mich mit Rolli aus Baden-Baden auf den Weg in die Toskana, um Häuser anzuschauen und eine Lehrerin zu finden, die mich in meinem kleinen Castello im kommenden Jahr unterrichten würde. Wir verbrachten ein paar Tage in der Nähe von Florenz, und ich bekam einen Vorgeschmack davon, was mich Schönes erwartete.

Nach meiner Rückkehr leistete ich sofort eine Anzahlung für das Haus, das ich mieten wollte. Zum einen, um es mir zu sichern, zum anderen wollte ich so viel Bargeld nicht zu Hause haben. Die Versuchung, damit zu spielen, war zu groß. Nun musste ich ein Jahr durchhalten und meine Rolle gut ausfüllen: im »Daneben leben« bestehen, ohne auf- und umzufallen.

Mit der Planung meiner Reise hatte ich unmittelbar nach meinem vierzigsten Geburtstag begonnen. Die herrliche Landschaft sollte die Kulisse dafür bilden, um das Spielen zu beenden: nur weit weg von jedem Spielautomaten. Es gab schon länger kaum einen Tag ohne Casinobesuch. Aufwachen. Arbeit. Automaten. Absturz. Und wieder von vorn. Krankhafte Routine. Die Verluste wuchsen, die ich weiter durch illegales Geld »bereinigte«. Da war nur noch emotionale Leere, die auch schneller Sex nicht füllte.

Ich, der gern lachte, hatte nichts mehr zu lachen. Ich war kaputt und sehnte mich nach einer Auszeit. Mein Doppelleben zwischen Job und Casino brauchte eine Atempause.

In der Nähe meines gemieteten Hauses in Italien gab es keine Spielbank, kein Casino. Ich würde mir beweisen, dass ich drei Monate ohne Spielen aushielt. Danach würde ich, dessen war ich mir sicher, auch im Alltag ohne Automaten leben können.

Andiamo. Am 29. März 2008 ging's endlich los. Die vielen Stunden im Büro und die Nächte in den Spielbanken hatten mir keine Zeit gelassen, mich ernsthaft auf den Aufenthalt vorzubereiten. Die Reiseführer und Landschaftsbeschreibungen über die Toskana, die ich mir besorgt hatte, verstaute ich – noch ungelesen – im Gepäck.

Die Ärzte hatten mir aufgrund meiner epileptischen Anfälle verboten, Auto zu fahren. Und diese lange Fahrt hinterm Steuer wollte ich schon gar nicht riskieren. Ich bat einen Freund und Mitarbeiter, der im Sender unseren Fuhrpark organisierte, mich zu fahren. Das Auto blieb bei mir in Italien, ich zahlte ihm die beiden Flugtickets.

Wir starteten in der Nacht, und ich schlief die meiste Zeit. Als wir die Dolomiten hinter uns hatten, begrüßte uns Italien mit Sonnenschein. Ab Florenz war ich ausgeschlafen und erkannte vieles von meinem ersten Besuch, als ich das Haus in Lucignano aussuchte, wieder. Willi, mein Begleiter, fuhr fast ohne Pause durch, und wir gönnten uns am Stadttor von Lucignano in einer typischen italienischen Café-Bar ein kleines Frühstück.

Die »Villa Fosca«, mein Zuhause für die kommenden drei Monate, lag einsam und verträumt abseits des kleinen Städtchens. Die Familie Fosca begrüßte mich und gab mir eine Hauseinweisung. Ich tat so, als verstünde ich etwas.

Rolli, der Schweizer, der mir bei der Haussuche geholfen hatte und fließend italienisch sprach, traf am Abend ein. Wir entdeckten das Restaurant von Fabrizio. In der Küche machte die Mama die Pasta noch selbst. Ich wurde für meine Zeit hier sein bester Gast. Jeder, der mich besuchte, musste die hausgemachte Pasta probieren. Fabrizio und ich freundeten uns an, und ich testete mit ihm regelmäßig meine sprachlichen Erfolge. Wenn ein italienischer Wirt nicht nur einen Limoncello gratis ausgibt, sondern eine Flasche auf den Tisch stellt, hat er dich ins Herz geschlossen: Siamo amici.

Erfurt war schon nach den Eindrücken der ersten Tage weit weg. Statt gierig vorm Spielautomaten zu sitzen und auf die nächste Ausspielung zu warten, stand ich auf dem Marktplatz von Arezzo. Hier fuhr Roberto Benigni auf dem Fahrrad entlang, rief »das Leben ist schön« und erhielt den Oscar in Hollywood.

Ich wollte nun richtig Italienisch lernen. Frau Josetta, ich nannte sie Madame Jo, eine Französin, Professorin für italienische Literatur, die schon vierzig Jahre in der Toskana lebte, wurde meine Sprachlehrerin. Wir verabredeten acht bis zehn Stunden pro Woche à vierzig Euro. Nicht gerade billig. Auf meinen spärlichen Italienisch-Kenntnissen aufbauend, hoffte ich, dass der Knoten bald platzen würde.

Anfang Februar, einige Wochen vor dem Beginn meiner Auszeit, überraschte der KiKA-Chef Frank Beckmann mit einer spektakulären Neuigkeit. Er würde im November 2008 als Programmdirektor zum Norddeutschen Rundfunk gehen. Eine Meldung, die für Unruhe sorgte. Udo Reiter, Intendant in Leipzig, war sauer, dass er im Vorfeld nicht eingeweiht worden war. Andere Hierarchen bei ARD und ZDF wunderten sich über diese Personalentscheidung des NDR-Intendanten. In Erfurt wurde sofort über die Nachfolge spekuliert. Als offizieller Stellvertreter von Beckmann gehörte ich formell zu diesem Kreis. Meine Reise stornierte ich aber nicht. Einige der leitenden Kollegen konnten das nicht nachvollziehen und meinten, ich müsse mich »in Position« bringen. Sie versicherten mir ihre Loyalität, falls die Wahl auf mich fallen sollte, und bewarben sich so schon mal indirekt als meine Stellvertreter.

Im Februar 2008 bekam ich einen Anruf vom Programmdirektor des MDR, inzwischen Wolfgang Vietze, der formell Vorgesetzter von Beckmann war. Er fragte mich nach einem geeigneten Kandidaten für die Nachbesetzung. Am nächsten Morgen wollte er meine Vorschläge hören. Jetzt musste ich »Karriere-Arbeit« leisten. Ich rief meinen geschätzten früheren Chef, Albert Schäfer, an und wollte von ihm wissen, wie ich mich als Kandidat platzieren sollte, ohne mich aufzudrängen. Sein Rat: »Wenn du es wirklich willst, dann sagst du keinen Namen, sondern nur, dass du zur Verfügung stehst.« In dieser Nacht war ich schlaflos. »Wenn du es wirklich willst«, diese Worte schwirrten in meinem Kopf herum. Ich versuchte mir vorzustellen, was der Posten für mich bedeuten würde. Als Erstes kam mir in den Sinn, dass ich nicht mehr spielen gehen könnte. Ich würde aus der zweiten Reihe treten und als neuer KiKA-Chef in der Öffentlichkeit ein Gesicht bekommen. Es würden Interviews und tiefergehende Recherchen folgen. Ein Ostdeutscher als Senderchef, das war noch nicht selbstverständlich im öffentlich-rechtlichen Rundfunk. Ein solcher Posten weckt Neid.

Ich war kein unbeschriebenes Blatt. Beim Aufbau und im Produktionsbetrieb des Senders hatte ich mich bewährt und arbeitete schon viele Jahre für das Kinderprogramm. Meine Erfahrungen wurden geschätzt. Aber meine andere Seite brachte mich um den Schlaf. Ich führte ein betrügerisches Leben. Mein Doppelleben. Durch mein ausgeklügeltes Netzwerk beschaffte ich mir illegal die Gelder, die ich dann fast täglich in einen Spielautomaten steckte. Konnte ich damit aufhören? Vielleicht wäre der öffentliche Blick auf mich die Rettung? Und wenn ich erpresst würde? Vielleicht wollte einer der Produzenten aus dem kriminellen Beschaffungssystem noch mehr Kohle machen? Kurzum, ich konnte mit diesen Taten nicht in eine höhere Liga aufsteigen.

Das Gespräch mit meinem MDR-Direktor war kurz. Ich nannte keine Namen und stellte mich zur Verfügung. »Sie sind unser Kandidat. Das ist es, was ich hören wollte. Ich weiß, dass Sie nach Italien fahren. Sie können sowieso nichts beeinflussen. Und falls Sie doch kommen müssen, setzen Sie sich in den Flieger und sind in zwei Stunden hier.« So war ich also im Kandidatenkarussell und hätte nicht sagen können, warum ich mich ins Spiel gebracht hatte.

Im Sender hatte ich vor meiner Abreise alles so gestaltet, dass niemand auf die finanziellen Unregelmäßigkeiten aufmerksam werden konnte. Ein Freund und Kollege war instruiert und gab mir regelmäßig ein Feedback. Es war perfekt getarnt. Auch mein Produzentennetzwerk hatte ich in Kenntnis gesetzt.

Mitte Mai erhielt ich dann einen Anruf aus Leipzig. Mein Direktor verkündete, dass ich nicht der neue Programmchef des KiKA werde. Die Wahl war auf Steffen Kottkamp aus Berlin gefallen. Um ausführlicher zu reden, lud mich der Herr Direktor nach meiner Rückkehr zu einem Gespräch in sein Büro ein.

Es war also entschieden. Ich erinnerte mich an meine schlaflose Nacht, bevor ich mich als Kandidat ins Spiel brachte. Die Gefahr, dass mein Doppelleben auffliegen würde, hatte sich somit von selbst erledigt, meinte ich.

In meinem kleinen italienischen Paradies war ich selten allein. Besucher gaben sich die Klinke in die Hand. Mit Madame Jo trank ich regelmäßig vor dem Unterricht einen Kaffee und wir rauchten eine Zigarette zusammen. Ich machte gute Fortschritte. Es stellte sich ein kleines Dolce Vita ein! Aber meine Zeit in der »Villa Fosca« neigte sich langsam dem Ende zu.

Während der drei Monate in der Toskana war ich nicht ein einziges Mal spielen und verspürte auch keinen Drang danach.

Obsession

Der 29. Juni 2008 war ein sehr schöner sommerlicher Sonntagabend. Roland, seine Familie und andere Freunde hatten ein Willkommensfest für mich vorbereitet. Auf dem Grill lagen die berühmten Thüringer Bratwürste. Wir waren zu zehnt, und ich erzählte von Italien. Ich schwelgte. Ab einundzwanzig Uhr stand dann Fußball im Mittelpunkt. Das EM-Finale Deutschland gegen Spanien in Wien. Die deutsche Mannschaft verlor. Also kein Jubel und die Runde löste sich schnell auf.

Mein Weg nach Hause führte mich über den Domberg in Erfurt. Auf dem Vorplatz des neuen Opernhauses stand ich vor dem Haupteingang des besten Hotels am Platze, gleich links davon der bunt beleuchtete Eingang: »Spielbank Erfurt«. Es war kurz vor halb zwölf. Ich ging rein. Aus der spielfreien Zeit in Italien kommend, meinte ich, das mit dem Spielen jetzt im Griff zu haben. Ich würde mich kontrollieren können. Am Einlass wurde ich nach drei Monaten Abstinenz als guter alter Bekannter begrüßt. Sie hätten mich vermisst, betonten die Angestellten und wollten wissen, wie es in Italien war, denn ich hatte vor meiner Abreise erzählt, dass ich für drei Monate weg sein würde.

Im Saal waren wegen des wichtigen Fußballabends nur wenige Spieler. Ich erkannte die Stammgäste. Ja, es war meine »Familie«, die sich nun über meine Rückkehr freute. Also nahm ich mir die Zeit, setzte mich an die Bar, bekam vom charmanten Barkeeper einen Gin Tonic gratis kredenzt und erzählte. Ich musste mich nicht gleich vor den Automaten hocken. Meine neue Souveränität!

Nach einer guten Dreiviertelstunde waren der Gin Tonic ausgetrunken und die toskanischen Highlights erzählt. »Jetzt müssen wir Sie aber spielen lassen«, meinte eine fürsorgliche Angestellte. Ich setzte mich vor Automaten, der mir immer der Wohlwollendste war. Unisono riefen mir die Mitarbeiter noch hinterher: »Gott sei Dank sind Sie wieder da. Wir haben das Niveau und die Spannung sehr vermisst.«

An dieses Vermissen müsst ihr euch wohl gewöhnen, dachte ich. Meine Besuche werden Seltenheitscharakter haben. Ich bin der Sucht von der Schippe gesprungen und somit dem komplett wirtschaftlichen Ruin. An diesem ersten Abend war ich mir dessen sicher. Meine neue Leidenschaft ist jetzt die italienische Sprache. »Wohlwollend«, wie erwartet, war mein Automat an diesem Abend nicht. Dennoch blieb ich bis zur letzten Minute. Das Casino schloss um zwei Uhr nachts.

Meine Kollegen waren am Morgen alle zur Begrüßung angetreten. Im Vorraum zu meinem Büro – eine Art kleine Lobby – überraschten sie mich mit einem opulenten Frühstück. Es war erst kurz vor neun. Bevor der hektische Alltag losging, musste ich ein weiteres Mal berichten und italienisch schwelgen.

Ich sah ihren Gesichtern die Neugier an, aber ich bemerkte auch, dass sie traurig waren, weil nicht ich der neue KiKA-Chef geworden war.

Es fügte sich gut, dass ich zum Zeitpunkt der Entscheidung über den Neuen nicht in Erfurt war. Die Enttäuschung darüber, dass es keiner aus dem eigenen Haus und auch keiner aus dem Osten geworden war, hatte sich bereits etwas gelegt. Jetzt, da ich zurück war, kam die Frage, warum nicht ich es geworden war, doch noch einmal auf. Die Entscheidung war für viele nicht zu verstehen. Die Sehnsucht, dass jemand die Belange der Mitarbeiter ernst nahm, war groß, und diese Hoffnung war mit einer neuen, meiner, Besetzung verbunden. Nur im kleinen Kreis hatte ich geäußert, dass ich es gern geworden wäre. Die Entscheider hatten aber einen für sie Besseren gefunden. Im Nachhinein kann ich nur froh sein, dass der Kelch an mir vorübergegangen war. Der spätere Skandal wäre ungleich größer geworden.

Der MDR-Direktor in der Zentrale in Leipzig hielt sein Wort und lud mich Ende Juli zu einem persönlichen Gespräch ein. »Sie müssen furchtbar enttäuscht sein«, begrüßte er mich zu Beginn der knappen halben Stunde. »Wir haben heftig für Sie plädiert«, betonte er und erklärte mir freundlich, dass alle Entscheider im Gremium keinerlei Zweifel an meiner Kompetenz hegten. Aber offensichtlich war auch bekannt, dass ich zu einigen Abteilungsleitern im KiKA ein gespanntes Verhältnis hatte. Zum Wohle des Betriebsfriedens entschied sich das Entscheider-Gremium gegen mich als neuen Chef. Das alles erklärte mir mein Direktor sehr diplomatisch. Ich war nicht empört, denn ich hatte mich damit abgefunden. Putzig, dass er nicht müde wurde, mich überzeugen zu wollen, weiterzumachen.

»Ich vertraue Ihnen ganz persönlich etwas an.« Mit diesen Worten beugte sich der Hierarch zu mir. »Der Neue wollte unbedingt wissen, wie Sie auf die Entscheidung reagiert haben.« Immerhin müsse er eng mit mir zusammenarbeiten. »Ich kenne den Neuen und werde ihn unterstützen, wo ich kann«, reagierte ich gelassen und nahm den gläsernen Lift des Sendezentrums nach unten – mit Blick über Leipzig.

Ich fuhr mit einem Lächeln zurück nach Erfurt und gönnte mir etwas Entspannung. Meine »Familie« begrüßte mich warmherzig, der Finanzbeamte, der jeden Schritt der Angestellten kontrollierte, sogar mit Handschlag. Amüsiert dachte ich, ob die Lage schon so ernst sei und die hohe Miete nicht mehr aufgebracht werden könne, dass meine Unterstützung so sehnsüchtig erwartet wurde? In dieser Nacht trug ich im fünfstelligen Bereich zur Mieteinnahme bei. Trotz meiner Verluste verabschiedete ich mich freundlich, kurz vor zwei Uhr. Auf die Worte der Casino-Mitarbeiter »Auf bald« reagierte ich mit einem zögerlichen »sicherlich« schon etwas anders als noch vor vier Wochen nach dem Finalabend im Fußball.

Im Alltag kämpfte ich gegen den »inneren Schweinehund« an und vergrub mich in die Arbeit. Die letzten fünf Monate des alten Chefs Beckmann waren angebrochen. Er hielt sich kaum noch im Büro auf. Auf Nachfrage hieß es aus seinem Sekretariat: »Viele Außentermine.« Mitten in der Urlaubszeit? Mir war völlig klar, dass er seinen neuen Job in Hamburg vorbereitete.

Mein »Schweinehund« bellte. Laut und lauter. Erst wenn ich in den heiligen Hallen war, gab er Ruhe. In kurzer Zeit war die Existenz des Casinos durch mich wieder gesichert. Nichts anderes signalisierte mir das breite Lächeln des Mitarbeiters. Erwidern konnte ich das nicht wirklich, denn meine Bankkonten waren dunkelrot. Ich musste jetzt schnell meine Quellen aktivieren, bevor aus dem Dunkelrot eine Konto-Sperre wurde.

Ein Zufall kam mir zu Hilfe. In den Sommermonaten tourte der KiKA mit einem Bühnen- und Mit-Mach-

Programm durch einige Städte in Deutschland, ein buntes Familienfest. Mein noch amtierender Chef beauftragte mich, ein Fest auch für Erfurt zu organisieren. In diesem Jahr stand Erfurt aber nicht auf dem Sommer-Tour-Plan. »Ein Zusatztermin in Erfurt? Warum?«, fragte ich ihn und ergänzte: »Und von welchem Geld?« Seine Antwort: »Dann sind alle, die mit dem Kinderprogramm zu tun haben, hier am Standort. Tagsüber gibt es Kinderspaß und am Abend dann meine Verabschiedung. Ist doch angebracht nach so vielen erfolgreichen Jahren. Und, das mit der Knete bekommst du hin, oder?«

Mein Auftrag bestand also darin, ein Fest als eine Art Deckmäntelchen für die Verabschiedungsfeier des Programmchefs zu organisieren. Und ich fing an, es möglich zu machen: Fünfhunderttausend Euro für das Familienfest inklusive rauschender Verabschiedung des Chefs. Höhepunkt des Amüsements war ein teures Filmchen, das den zukünftigen Direktor in Hamburg porträtierte, gespielt vom aufstrebenden Satiriker Oliver Welke und meisterlich getroffen.

Später, in meiner Zelle, las ich in verschiedenen Zeitungen, dass sich Herr Beckmann, mit den Vorwürfen der Vorteilsnahme konfrontiert, keiner Schuld bewusst sei. Er zahlte dreißigtausend Euro, was ihm – unterstützt von seinem Intendanten beim NDR – den Weg in eine zweite Amtszeit als Direktor in Hamburg frei machte.

Die öffentliche Verabschiedung von Frank Beckmann verhalf mir zu einer Kontodeckung. Die von mir beauftragte Agentur meines Freundes Roland, die das große Familienfest organisierte, war – wie auch bei anderen Veranstaltungen – die Quelle. Sie zahlte mir einen »Risikobeitrag«. Meine Ko-Autorin Petra Schwarz hat Roland dazu im Jahr 2017 befragt: »Ich habe eine kreative Buchhaltung gemacht. Wie? Nun, ich habe die Gelder in parallellaufenden Veranstaltungen versteckt. Ich habe teils andere Leistungen aufgeschrieben, als wirklich mit den Geldern bezahlt wurden. Zum Beispiel hatte die Beckmann-Veranstaltung beim Kinderfest 2008 auf der EGA eine große Bühne, die nie existierte.«

In meiner Zeit beim KiKA, in der ich Prognosen für die Geschäftsführung erstellte und auf mögliche Probleme hinzuweisen hatte, lag das Budget bei rund 40 Millionen Euro im Jahr. Festgelegt in einem Wirtschaftsplan, gab es Zuteilungen für die Redaktionen. Ich hatte dafür Sorge zu tragen, dass das Geld ordnungsgemäß und vollständig ausgegeben wurde.

Es galt bei uns im öffentlich-rechtlichen Rundfunk die Devise: »Wer spart, wird bestraft.« Erwirtschafteten wir einen Überschuss, würden die Alarmglocken klingeln. »Das Geld muss raus, sonst gibt es im nächsten Jahr eine Kürzung«, so die größte Sorge der Geschäftsführung. Und damit das Geld wirklich komplett rausging, bezahlten wir zum Beispiel für eine Sendung mehr, als diese wirklich gekostet hätte. Besonders hektisch wurde es jeweils zum Jahresende. Die Hauptabteilung Finanzen des MDR rief an und forderte Rechnungseingänge ab, die bis zum 31. Dezember zu buchen waren. Ich habe dann meine Kontakte zu unseren Produzenten aktiviert und Rechnungen abgefordert, deren Inhalte ich ihnen diktierte. Es waren Anzahlungen dabei für das kommende Jahr, aber hier brachte ich auch etliche meiner Fake-Rechnungen unter, von denen ich dann profitierte. Niemand fragte bei mir nach. Das Ergebnis stimmte immer, das Budget war auf den Punkt belastet. Auch andere Wünsche erfüllte ich. Zum Beispiel, als sich einer meiner Chefs gleich zu Beginn seiner Amtszeit an mich wandte: »Wenn jemand etwas Unmögliches möglich machen kann, dann Sie.« Sein Vorgänger hatte ihm offenbar vermittelt, dass ich ein kleiner Zauberer sei, wenn es um kreative finanzielle Ideen ging. Das hatte ich oft bewiesen, ohne meine Tricks zu verraten.

Ich war gespannt auf seine Bitte. Er brauchte einen Referenten. Die Stelle wurde neu geschaffen, quasi ein Willkommensgeschenk des MDR für den neuen Chef, und sollte durch einen Mitarbeiter besetzt werden, der bisher auf Honorarbasis tätig war. Ich wunderte mich zunächst über das Ansinnen, denn als festangestellter Mitarbeiter genießt man zwar viele Vorzüge, verdient aber signifikant weniger als bei einer freien Mitarbeit. Pikant war, dass der Chef die »interessante« Idee hatte, einen illegalen Geldzufluss für den neu einzustellenden Mitarbeiter zu organisieren, eine Art Bonus. Mit anderen Worten: Der neue Mitarbeiter sollte zusätzlich zu seinem Gehalt noch extra etwas zugesteckt bekommen, bar auf die Hand. Dafür sollte ich sorgen. Es war kein Hexenwerk. Pünktlich zum Monatsende erhielt der Referent seinen Umschlag. Woher? Diese Frage stellte sich der Neue nicht. Und es war ihm lieb, dass ich darüber schwieg. Ein kleines süffisantes Lächeln konnte ich mir nicht verkneifen, als er sagte: »Niemand darf davon erfahren, sonst stehen wir mit einem Bein im Gefängnis.« Später, nach meiner Verhaftung, als auch gegen ihn Vorwürfe erhoben wurden, gab er den Zeitungen Interviews: Die zusätzlichen Zahlungen an seinen Referenten habe er niemals veranlasst, das sei pure Verleumdung.

Mit dem Ende des Sommers war es endgültig vorbei mit meiner spielfreien Zeit. Ich machte meinen »Lieblingen«

täglich meine Aufwartung – ganz gleich, in welcher Stimmung ich war. Ich versuchte zwar, abends zu Hause zu bleiben, hielt oft aber nur bis Mitternacht durch. Dann waren es immer noch zwei Stunden, die ich zocken konnte. Wegen ständiger hoher Verluste musste ich frisches Geld beschaffen. Der Gedanke an einen Gewinn kam gar nicht mehr auf.

In dieser Zeit kämpfte ich gegen die verblassenden Italien-Erinnerungen an, etwa die schönen Abende bei Fabrizio. Ein bisschen half, dass ich in Erfurt weiter Italienisch lernte. Andrea, meine junge Lehrerin, war sehr zufrieden mit mir. Jetzt hatte unsere italienische Konversation das passende Niveau. Allerdings musste ich bald selbst den Sprachunterricht wegen Geldmangels absagen.

Meine Tag- und Nachtträume waren beherrscht von idealen Kombinationen und einer Menge Freispiele an der Lucky Lady, meinem Lieblingsautomaten. Ich ergab mich der Lust und verschob den Frust. Wie eine Droge musste die Dosis stärker und stärker werden, um mich noch zu spüren. Ich übersprang alle Stufen: die des Gelegenheitsspielers, des kontinuierlichen Spielers und des suchtgefährdeten Spielers. Ich spielte jetzt obsessiv. Völlig unkontrolliert. Eine Zwangshandlung.

Es ist ein Klischee, dass in der Medienbranche viel gesoffen und gekokst wird. Biografien von Kreativen vor oder hinter der Kamera erzählen von solchen Abhängigkeiten, wenn ohne einen Schuss oder ohne einen Tropfen nichts mehr geht. Harald Juhnke bereute nichts und sein Publikum verzieh ihm. Katrin Sass' Karriere schien schon beendet, als Lenin vor dem Fenster an ihr vorbeischwebte und »Good bye« sagte. Dass sie in dem Film die Hauptrolle spielte, war ihre Lebensrettung. Benjamin von

Stuckrad-Barre konnte keine vernünftige Zeile mehr aufschreiben, ohne eine Koks-Line zu ziehen.

Ich spielte. Das war meine Sucht, »stoffungebunden« oder »stoffunabhängig«, wie Experten sagen. Die Droge, der Alkohol, die Tablette sind auffällige Süchte: die Pupillen werden klein, der »Pfeffi-Geruch«, der die Fahne überdecken soll, der »Aufheller«, der jede Stunde geschluckt werden muss gegen die angebliche Migräne. Mit der Spielsucht verkommt man äußerlich nicht zwangsläufig.

Ich trank nicht und nahm keine Drogen. Äußerlich merkte man mir nichts an; dass innen alles kaputt war, konnte ich verbergen.

Im Casino drosch ich auch weder auf den Automaten ein noch beleidigte ich die Angestellten. Lediglich mehr scherzhaft sagte ich manchmal: »Mensch, den Automaten habt ihr heute abgestellt. Da läuft gar nichts«. Und gedacht habe ich: »So eine Scheiße!«

In meiner Wut führte ich Selbstgespräche: »Auf keinen Fall darf jetzt jemand anders an meinem Automaten spielen. Ich bin doch fürsorglich und beschaffe neues Futter. Nicht auszudenken, dass sich jemand meinen Gewinn abholt, nur weil ich gerade nicht handeln kann.«

Neben einer möglichen tagesaktuellen Pleite gab es nur eines, was mich ausbremsen konnte: meine Gesundheit. Hatte ich wegen der Aufregung des Spiels mal wieder kaum etwas gegessen, nur Kaffee getrunken und viel geraucht, sammelten sich Schweißperlen auf meiner Stirn, kurze Blitze durchzuckten meinen Kopf und ein direkter Brechreiz folgte. Mir wurde heiß, kalt und schwindlig. Die epileptische Aura. Ein Vorbote für den gleich folgenden Anfall. Inzwischen kannte ich die Symptome. Ich wusste, jetzt musste ich den Automaten fluchtartig verlassen. Jedes weitere Spiel, bei dem ich zuschaute, wie sich die elektronisch gesteuerten Bilder des Automaten blitzschnell drehen, konnte einen »Grand mal«, einen Anfall, auslösen. Passierte dies, fiel ich wie ein Sack vom Stuhl. Es folgten Bewusstlosigkeit, Versteifung des ganzen Körpers, ein kurzer Atemstillstand und lichtstarre Pupillen.

Nach einem Anfall ging es mir einfach schrecklich. Ich hatte Angstgefühle, denn es drohte die Gefahr, mich durch einen unkontrollierten Sturz lebensbedrohlich zu verletzen. Manchmal rettete mich die Flucht aus der Spielhölle raus vor dem Zusammenbruch. Es kam vor, dass ich die Aura merkte, aufstand und weggehen wollte, aber es nicht mehr schaffte und erst wieder zu mir kam, wenn der Notarzt mich behandelte.

Um Anfälle zu verhindern, nahm ich teure Medikamente ein. Das war sinnlos, denn mein Arzt hatte mir ganz klar gesagt: »Die Pillen helfen nur, wenn Sie aufhören zu daddeln.« Ich hingegen bildete mir ein, dass die Tabletten ein Schutz waren und ich sie nahm, um »daddeln« zu können. Meine Wut über unkontrollierte Verluste und mein zwanghaftes Spielen brachten mich immer wieder an diese physische Grenzerfahrung, und jedes Mal starben Millionen Gehirnzellen ab.

Nach jedem geglückten Geldtransfer plagte mich das schlechte Gewissen und, mit dem Bündel Geldscheine in der Hand, fragte ich mich: »Warum setze ich jedes Mal meine Existenz aufs Spiel? Nur, damit ich diese Scheine in einen Automaten schieben kann?« Die aufkommende Vorfreude auf das nächste Spiel verdrängte diese Frage schnell. Und ab und zu war der Algorithmus der Maschine auf meiner Seite und »warf«. Ein Grund zur Freude, auch wenn die Verluste schon lange um ein Vielfaches höher waren als die Gewinne. Wenn eines Tages mal jemand fragt: »Wo ist das viele Geld nur geblieben?«, lautet meine banale Antwort: »… in einer Maschine, die mit dir spielt, damit du glücklich wirst.«

Nur noch weg

Nach der glorreichen Verabschiedung unseres alten Chefs Beckmann begrüßte uns im November 2008 der neue, Steffen Kottkamp. Nach rund zehn Jahren KiKA war er bereits der vierte Chef. Der Neue wollte – wie alle vorher auch – eine neue Ordnung schaffen, die besser sein sollte. Es ist immer wieder erstaunlich, dass neue Bosse die Strukturen ändern wollen, ohne die alten wirklich zu kennen. Woran es immer mangelt, sind betriebswirtschaftliche Kenntnisse – ein Dilemma, auch bei Kottkamp. Womit es auch ihm versagt blieb, wirklich etwas Besseres zu gestalten. Wenn das passende Maschinenöl nicht verfügbar ist, läuft der Motor nicht. Warum fragen Gremien, die über die Besetzung von Spitzenfunktionen in gebührenfinanzierten Medien entscheiden, nicht nach solchen Kompetenzen, die vorhanden sein müssen, damit ein Chef mehr als ein Hierarch ist?

Als ich im Frühjahr 2009 ein verlängertes Wochenende an der Ostsee genoss, kam es zu einem letzten Gespräch mit Frank Beckmann. Mein Handy klingelte, und zu meiner Überraschung meldete sich mein früherer Chef aus Hamburg. Nach etwas Höflichkeitsgeplänkel kam er zum Thema. Eine überregionale Zeitung hatte einen Artikel veröffentlicht, der ihn in seiner früheren Funktion als Chef des KiKA in Erfurt damit konfrontierte, bei der Realisierung einer Trickfilmproduktion dafür gesorgt zu haben, dass der Bruder eines leitenden Mitarbeiters in Erfurt der Produzent war. »Jetzt befragt mich mein Intendant, was an der Geschichte dran ist …« Woraufhin er seinem neuen Dienstherrn versichert habe, dass alles in Ordnung sei. Schließlich hätte ich, als Finanzverantwortlicher, alles mitgetragen. Ich erinnerte mich an den Vorfall, kannte auch den Artikel aus der »Süddeutschen Zeitung« und war erstaunt, wie genau recherchiert worden war. Beckmann bat mich, seine Version zu bekräftigen, falls ich gefragt werden würde. Ich protestierte nicht weiter, war ich doch so gar nicht in der Situation, den Moralapostel zu geben. Wie naiv von mir, zu denken, dass er sich – würde ich seine Unterstützung einmal brauchen – an meine Loyalität erinnerte.

Konnte mich noch irgendetwas aus der Spielsucht retten? Flucht aus Erfurt, Neustart in Berlin, die Geldströme abschneiden? Ich saß am Automaten und fütterte ihn wie immer mit Scheinen, während mir im Kopf herumging, wie ich aus meinem Doppelleben wieder ein Leben machen konnte, und ich fragte mich: »Wie stark und verlässlich sind meine Produzentenfreunde in Berlin?«

Ich führte erste vertrauliche Gespräche. »Ich will aus Erfurt weg und für dich arbeiten«, eröffnete ich Peter, meinem Berliner Produzentenfreund, der die letzten Jahre sehr von mir und ich von ihm profitiert hatte. »Das ist super. Das machen wir. Du kommst zu mir in die Firma«, war seine Reaktion. Meine Zukunft in der Hauptstadt schien also gesichert und ich startete mit der Wohnungssuche. »Endlich weg aus Erfurt. Meine Kündigung wird für eine Überraschung sorgen«, so meine Einbildung. Einen fünften Chef beim KiKA würde ich nicht mehr erleben.

Meine Wohnungssuche in Berlin richtete sich selbstverständlich nicht auf ein bescheidenes Domizil: Ich bezog hundertsechzig Quadratmeter, eingerichtet von einem Innenarchitekten. Jedes Zimmer hatte einen Balkon, einer mit Blick zum Fernsehturm. Im Wohnbereich zwei überdimensionale Bilder eines jungen Künstlers. Die Motive: Geld und Gier! Sie wurden später von der Justiz für jeweils fünfzig Euro versteigert.

Im Juni 2009 feierte ich eine Einweihungsparty. Viele kamen in die Kastanienallee – direkt neben dem Haus, in dem ich vor zwanzig Jahren als Student in einer Ein-Zimmer-Wohnung mit Außentoilette gewohnt hatte. Damals, kurz nach dem Mauerfall, zogen hier die ersten Hausbesetzter ein. Noch heute leben sie dort alternativ mit dem Slogan »Kapitalismus ist Scheiße«, inzwischen eine Attraktion für Touristen aus aller Welt.

Ich lebte mondän. Bekannte von außerhalb, die das Berliner Nachtleben auskosten wollten, brauchten kein Hotel zu buchen. Bei mir war Platz genug, und junge Männer, die »Beute der Nacht«, wurden oft gleich mitgebracht. Ich reichte dann am nächsten Morgen mein Lieblingsfrühstück: Rühreier mit Lachs. Ich freute mich, wenn man sich wohlfühlte bei mir.

Die Einrichtung der Wohnung finanzierte vor allem Peter, der Produzent, bei dem ich bald anfangen wollte.

Die ersten Andeutungen meinen engsten Mitarbeitern gegenüber, dass ich mich verändern wollte, wurden, anders als ich es vermutete, nicht schockiert aufgenommen. Der Tenor war, dass man schon beobachtet hatte, wie still ich geworden war und wie zurückhaltend ich agierte. Weiterhin erfüllte ich die Wünsche der Redaktionen, was meinen Ruf als »Möglichmacher« stärkte, und somit hatte ich Ruhe. Und mittlerweile war es mir sogar egal, dass mich hin und wieder ein Mitarbeiter im Casino sah.

Durch die neue Wohnung verbrachte ich wieder mehr Wochenenden in Berlin. Meine Geschäfte wickelte ich bei einem guten Espresso zu Hause oder bei einem schönen Frühstück am Kollwitzplatz ab. Ich besetzte oft den Montag noch mit dienstlichen Belangen, damit ich zum Potsdamer Platz in die Spielbank konnte.

Mit der Gewissheit, alles im Griff zu haben, um aus Erfurt weggehen zu können, führte ich meine Gespräche mit Peter weiter. Ich wollte einen Zeitplan machen und über mein Gehalt sprechen. Meine Vorstellungen lagen zwischen hundertachtzig- und zweihunderttausend Euro im Jahr. Start sollte Januar 2011 sein. Ich war im festen Glauben, dass es Peter ernst meinte. Ich hatte für gute Vernetzungen und diverse Aufträge gesorgt. Wir hatten in den letzten Jahren viel gemeinsam unternommen, die Höhepunkte waren unsere Las-Vegas-Reisen – finanziert über den Zuschlag in den Kalkulationen.

Ich weiß nicht, wie lange Peter zu diesem Zeitpunkt schon wusste, dass ich ein ernst zu nehmendes Spielproblem hatte. Gesagt hatte er nie etwas. Erst viel später – vor Gericht – verstand ich, welche Rolle ich für ihn spielte. Wir verstanden uns gut, weil ich funktioniert hatte. Die Verträge kamen immer rechtzeitig und meine Boni auch. Nun sollte er mich einstellen und mir ein dickes Gehalt zahlen. Seine Bedingung: »Ich mache das alles, wenn du Sorge dafür trägst, dass die Firma einen langlaufenden Vertrag mit einem Umsatz von mindestens 1,5 Millionen Euro im Jahr erhält.«

Peter trug mir das sehr ruhig und gelassen vor und beerdigte damit meine Pläne. Es war schier unmöglich, einen solchen Vertrag zu gestalten. Das wusste er. Somit begriff ich, wenn auch spät, dass ich für ihn nur in meiner Funktion in Erfurt wertvoll war und nicht in Berlin in seinem Unternehmen. Das Zockergeld für mich war seine kleinste Sorge. Würde ich nicht mehr an dieser Stelle sein, wäre der Schaden viel größer.

Zwischenzeitlich traf ich mich in Leipzig regelmäßig mit Karola Wille, der Justiziarin des MDR. Sie stand kurz davor, an die Spitze des Senders gewählt zu werden, und ich wusste, sie hatte das Zeug dafür, endlich frischen Wind wehen zu lassen. Dass ich meine Zukunft nicht mehr in Erfurt sähe, erzählte ich frei heraus. Sie bat mich, noch etwas Geduld zu haben. Sobald sie an der Spitze sei, würde sie mich nach Leipzig holen und meine Entwicklung befördern. Vielleicht wäre das der bessere Weg, als auf Peter zu vertrauen?

Womit wir beide nicht rechneten: Udo Reiter, MDR-Intendant, wollte noch mehr als zwei Jahre im Amt bleiben. Für mich zu spät, also suchte ich weiter nach Optionen, wie ich mich aus Erfurt verabschieden könnte.

Ich fand keine und hatte das Gefühl, dass die Katastrophe nicht mehr weit sein konnte. Im September 2010 verbrachte ich mit zwei guten Freunden eine Woche Urlaub auf Sardinien. Ich wollte ihnen alles erzählen. Es muss jetzt raus, dachte ich – und schwieg. Die Wahrheit zu erzählen, bedeutete, dass ich meine Freunde in ein Dilemma stürzen würde. Sie müssten mich anzeigen. Täten sie es nicht, machten sie sich mitschuldig.

Mitte Oktober 2010 war ich einmal mehr bankrott. Ich hockte Nacht für Nacht im Casino und hatte wieder ein Vermögen in die Automaten gesteckt. Gerade wieder hatte ich eine Fake-Rechnung angewiesen und wartete nun sehnsüchtig auf die DVD mit einer ersten Tranche. Sie kam endlich am 12. Oktober und war leer. »Ich kann nicht mehr. Es tut mir sehr leid. F.« stand – wie schon erzählt – auf der Grußkarte, die in der DVD lag.

Am 2. Dezember 2010 flog ich in mein geliebtes Las Vegas, schon in einer Art Schockstarre und mit der dumpfen Ahnung, dass es nicht mehr lange dauern würde, bis das Beil fiele.

Verhaftung

Blauer Himmel mit viel Sonne und auf den Straßen lag Schnee – so präsentierte sich der winterliche Morgen am 7. Dezember 2010. Die langen Ärmel meiner Winterjacke überdeckten die Handschellen, als mich die jungen Beamten aus dem Funkhaus führten. Sie würden mich jetzt nach Hause fahren. »Für eine Durchsuchung«, klärte mich Hauptkommissar Friedrich auf. Noch im Büro hatte ich eine Mitarbeiterin gebeten, irgendeinen Anwalt anzurufen und zu meiner Wohnung zu schicken.

Vor meiner Wohnungstür wartete schon ein Tross weiterer Beamter von Polizei, Staatsanwaltschaft und Finanzbehörde. Sie hatten die Tür nicht aufgebrochen. Mit zittriger Hand öffnete ich sie. Offenbar vermutete man keine unmittelbare Fluchtgefahr und löste die Handschellen. Ich durfte mir ein Glas Wasser nehmen. Mit meinem kleinen goldenen, aufklappbaren Motorola-Handy rief ich Roland an, der ganz in der Nähe in seinem Büro saß. »Es ist so weit. Ich bin verhaftet.«

Durch meine Wohnung wuselten derweil ungefähr fünfzehn Beamte. Ich beobachtete die hektische Betriebsamkeit in meiner Maisonette-Wohnung wie etwas, das mit mir nichts zu tun hatte. Auf meinem Sideboard im unteren Wohnbereich lagen viertausend Dollar und zweitausend Euro – das »Restgeld« von meiner Las-Vegas-Reise, das die Beamten sofort sicherstellten. Die mehr als zweihundert DVDs in meinen Regalen öffneten die Beamten jede einzeln und suchten offenbar nach weiterem Geld. »Ja klar«, dachte ich. »Sie wissen inzwischen, dass ich über diese Methode beliefert wurde.«

Ich kann nicht genau sagen, wie viele DVDs mit »Spielgeld« per Kurier seit 2004 in mein Büro geliefert worden waren. Ab 2007 waren es meistens zweimal monatlich je zehn- bis fünfzehntausend Euro. Das Geld zahlte ich dann erst einmal auf meine Konten ein. Immer gut verteilt und nie mehr als fünftausend Euro auf einmal. Damit es keine Nachfragen zum Thema Geldwäsche gab, ließ ich immer genügend zeitlichen Abstand.

Die Durchsuchung war gründlich, und die Polizisten hielten Ordnung. Alles, was sie kontrollierten, stellten sie wieder an seinen Platz zurück – bis auf die Sachen, die sie mitnehmen wollten: meinen Computer und einige Ordner.

Roland war gekommen und hatte mir zwei Stangen Zigaretten von meiner Lieblingssorte mitgebracht. Ich steckte mir sofort eine an. »Bitte ruf Silke an«, bat ich ihn und gab ihm meinen zweiten Wohnungsschlüssel. »Hierher komme ich nicht zurück.« Er nickte kurz und versuchte, die Fassung zu bewahren. Wir verabschiedeten uns mit den Worten »Alles Gute.«

Gerade als Roland ging, betrat ein Mann – wie aus dem Ei gepellt, groß, schlank, mit einem perfekt sitzenden dunklen Anzug und schneeweißem Hemd – meine Wohnung und stellte sich als mein Anwalt vor. Er setzte sich zu mir auf die Couch, und ich unterschrieb eine Mandantenverpflichtung. Konzentriert las er den Haftbefehl und klärte mich über das weitere Prozedere auf: Nach der Durchsuchung würde ich dem Haftrichter vorgeführt werden und dann stand vermutlich Untersuchungshaft an.

Das Wort Haft schlug wie ein Blitz ein, und ich fragte verstört, wie viele Jahre es wohl werden könnten. Er erwiderte leicht stotternd: »Wenn Sie schuldig gesprochen werden, im schlimmsten Fall bis zu zehn Jahre.«

In diesem Moment dachte ich nicht an meine Schuld, nicht daran, was ich getan und angerichtet hatte, sondern: »Zehn Jahre hinter Gittern bedeutet, dass ich über fünfzig bin, wenn ich wieder rauskomme.« Mein Anwalt fuhr unbeirrt fort: »Solche Wirtschaftsdelikte werden hoch bestraft. Stimmen die Vorwürfe?« Ich zögerte nicht mit meinem »Ja«.

Ein Beamter forderte mich auf, eine kleine Tasche mit dem Nötigsten zu packen. Ich ging ins Schlafzimmer und starrte in meinen Kleiderschrank. Aus dem Augenwinkel sah ich, dass sich im Wohnzimmer eine Beamtin an meinen Büchern zu schaffen machte. Sie nahm meinen Hieronymus-Bosch-Bildband in die Hand und untersuchte jede Buchseite einzeln. Als sie zum »Garten der Lüste« kam, hielt sie kurz inne. Vielleicht dachte sie ja, was für ein Schweinskram. Ihr Ziel, Geldscheine zwischen den vielen Sündern von Bosch zu finden, blieb erfolglos.

Ein paar Unterhosen, Socken, eine zweite Jeans, ein Pullover und ein paar T-Shirts hielt ich für das Nötigste, dazu die Tabletten zur Vermeidung epileptischer Anfälle. »Ich fahre jetzt zum Amtsgericht und warte dort auf Sie. Machen Sie keine Angaben zur Sache«, bat mich mein Anwalt und ging.

Ich zog meine Winterjacke an und stand mit gepackter Tasche mitten im Wohnzimmer. Ein letzter Rundblick. Ein junger Polizist in Zivil legte mir wieder Handschellen an. Mit vier Beamten stieg ich in einen VW-Bus. Kurz vor Ankunft am Amtsgericht meinte einer der Beamten in fürsorglich klingendem Ton: »Vor dem Eingang steht die Presse. Wir werden Sie in unsere Mitte nehmen, dann sind Sie etwas geschützt. Die Handschellen sieht man nicht. Schauen Sie einfach auf den Boden.«

Kaum war ich aus dem Bus gestiegen, bildeten die Fotografen und Kameraleute um uns herum eine Traube. Ich sah – wie empfohlen – auf den Boden und wünschte, dieser würde sich unter mir öffnen.

Der Anwalt wartete schon vorm Zimmer des Haftrichters. Gemeinsam betraten wir dieses und, nachdem ich von den Handschellen befreit war, setzte ich mich, ohne meine Winterjacke auszuziehen. Mir war furchtbar kalt. Die Tische standen in U-Form, an der einen Stirnseite der Staatsanwalt und an der anderen eine Protokollantin neben dem Haftrichter. Er überprüfte meine Personalien, verlas den Haftbefehl und fragte: »Wollen Sie sich zu den Anschuldigungen äußern?« Der Anwalt gab zu Protokoll: »Der Beschuldigte möchte sich nicht äußern.« Es folgte die Frage: »Können Sie eine Kaution von zwei Millionen Euro aufbringen? Dann könnte der Haftbefehl ausgesetzt werden.« Ich antwortete dem Richter mit einem klaren »Nein«. Bei seiner nächsten Frage: »Heterosexuell, homosexuell oder keine Angaben?« hatte ich sofort Bilder aus Gefängnisfilmen im Kopf und entschied mich, keine Angaben zu machen. Als der Richter mich über meine Rechte und Pflichten aufklärte, flüsterte mir mein Anwalt zu: »Ich erkläre Ihnen später, wie das alles praktisch geht.« Er verabschiedete sich mit den Worten: »Ich komme bald zu Ihnen.«

Wieder bei den Beamten im VW-Bus, flunkerte einer von ihnen: »Sie werden nicht fliehen. Oder?«, und beließ es dabei, mir die Handschellen nicht wieder anzulegen. Wohin sollte ich fliehen, dachte ich und fragte: »Wo geht's jetzt hin?« Nach Suhl in die JVA, lautete die Antwort des Beamten.

»Darf ich noch einmal telefonieren?«

»Eigentlich nicht«, antwortete der Beamte von vorn. »Haben Sie noch ein Handy? Okay. Machen Sie noch ein Gespräch. Aber dann müssen Sie es mir geben.«

Zittrig wählte ich die Nummer von Peter, meinem Berliner Produzentenfreund. »Ich bin verhaftet und werde mich nicht mehr melden können.« Ich kann nicht sagen, warum ich mein letztes, sehr kurzes Telefonat ausgerechnet mit ihm führte. Vielleicht wollte ich ihn warnen, damit er seine Dinge regeln konnte. Er hatte kräftig mitverdient und vielleicht würden sie ihn auch festnehmen.

Die Fahrt ins Gefängnis führte am KiKA vorbei. Ich sah die Gesichter geradezu vor mir und fragte mich, was sich da drinnen jetzt wohl abspielte. »Wissen Sie eigentlich, dass wir den Auftrag hatten, Sie auch in Las Vegas festzunehmen, falls Sie nicht zurückkommen würden?«, fragte mich einer der Beamten, als wir am Sender vorbeifuhren. »Wirklich?« – »Ja; die ganze Aktion war unter größter Geheimhaltung lange vorbereitet«, plauderte er aus. »Das war also ein Fake?«, fragte ich erstaunt. »Genau. Der MDR hat das als Lockmittel erfunden. Hätte aber sein können, dass Sie das durchschauen. Darum auch die Zugriffsplanung für Las Vegas. Haben Sie wirklich gar nichts vermutet?« Ein fast tonloses »Nein« kam über meine Lippen.

Hinter Gittern

Es war bereits dunkel, als wir die Justizvollzugsanstalt im Suhler Stadtviertel Goldlauter erreichten. Der Bus fuhr durch die Schleuse und wurde akribisch überprüft. Dann ging's weiter zum Eingang der sogenannten Effektenkammer, dem Trakt im Gefängnis, wo die Gefangen »zu- und abgeführt« werden.

Ein JVA-Beamter begleitete mich in einen Aufenthaltsraum. »Hier warten Sie. Wir holen Sie dann ab.« Er verschloss die Tür. Ich setzte mich auf eine der beiden Holzbänke.

Zum ersten Mal seit der »Stürmung« meines Büros war ich allein und betrachtete die kleinen Schmierereien an der Wand, überwiegend sexuelle Anspielungen. Die Tür öffnete sich wieder. Der junge Polizeibeamte, der mir ein letztes Telefonat zugestanden hatte, betrat den Raum. »Wir haben die Papiere und Ihre Tasche übergeben. Ich wünsche Ihnen alles Gute. Sie werden es schaffen.« Mit einem mutmachenden Lächeln ging er. Ich hörte, wie die Tür wieder verriegelt wurde.

Ich saß auf der unbequemen Bank und dachte endlich an meine Mutter und meine Schwester. Wie erfahren sie, wo ich bin? Aus den Nachrichten wahrscheinlich. Was werden sie denken und welche Sorgen werden sie sich machen? Ihre entsetzten Gesichter sah ich vor mir. Wie werden es Andi, Tobias und meine anderen Freunde erfahren? Ich sah das tränenüberströmte Gesicht von Andi vor mir. »Ich habe es dir gesagt«, hörte ich ihn. »Eine große Schande.« Meine Schande. Er zumindest wusste, dass ich ein Spielproblem hatte. Wenn er mich anflehte, doch mit dem Spielen aufzuhören, wurde ich eklig und wollte nichts davon hören.

Die eiserne Tür öffnete sich. »So, kommen Sie raus und treten an den Tisch da vorn«, forderte mich ein JVA-Beamter auf. Da stand ich nun also vor dem Tisch, auf dem sich ein Korb mit Bettwäsche, zwei Handtüchern, einer Jeanshose, Jeansjacke, Unterwäsche, Socken und Hygieneartikeln befand. Daneben lag ein Trainingsanzug. Von dem, was ich als »das Nötigste« eingepackt hatte, brauchte ich offenbar nichts. »Alles ausziehen! Unterwäsche und Trainingsanzug anziehen. Ihre zivilen Sachen geben Sie in den Kleidersack.« Ich befolgte die Anordnung, obwohl ich Scham hatte, mich zu entblößen. Über der Tür, an der der Kleidersack für meine privaten Klamotten hing, prangte ein Schild: Effektenkammer. AUFNAHME.

An der Wand gegenüber war ein kleines weißes Laken befestigt. Hier sollte ich mich hinstellen. Es wurden Fotos gemacht.

Der JVA-Beamte legte mir einen Informationszettel in den Korb. »Den lesen Sie sich durch.« Dann forderte er mich auf, den Korb zu nehmen, und ich wurde wieder in den Aufenthaltsraum eingeschlossen. Der Trainingsanzug war hässlich. Die Unterhose zwickte, und ich fragte mich, wer die wohl schon alles getragen hatte. Die Tür öffnete sich erneut und ein anderer JVA-Beamter fragte mich, ob ich der wäre, der »hier auf dem Zettel steht«. Ich nickte. Mit mürrischem Gesichtsausdruck befahl er, ihm zu folgen. Über vier Treppen gingen wir zur Station C. Immer wieder musste eine Tür aufgeschlossen werden und ich hatte zu warten, bis sie hinter uns wieder abgeschlossen war. Das kennt man aus Filmen. Auf dem Weg zur Station ließ mich der Beamte noch wissen, dass es kein Abendessen mehr gebe. »Vielleicht hat ein anderer Häftling was übrig.«

Als wir ankamen, waren alle Zellentüren offen. Korrekterweise muss es Hafttüren heißen, wie ich später lernte, denn es sind keine Zellen, sondern Hafträume. Der mürrische Beamte führte mich in den Haftraum C14. »Richten Sie sich ein. Einschluss erfolgt in einer halben Stunde. Das bedeutet, die Hafttüren werden verschlossen.«

Vier Gefangene, alle im gleichen Outfit wie ich, musterten mich. Zwei saßen am Tisch – es gab nur zwei Stühle – und zwei auf dem unteren Teil des massiven Doppelstockbettes. Im Fernsehen lief die Sendung »Berlin. Tag und Nacht« Aber schnell war ich, der Neuankömmling, interessanter als die fiktive Realität.

Und dann erfolgte eine Art zweite Aufnahme. Ein großer, bulliger Insasse fragte mich: »Warum bist du hier?« Sein Unterhemd war zu kurz und so eng, dass sein mächtig hervorstehender Bauchnabel zu sehen war. »Betrug«, antwortete ich. »Zeig deinen Haftbefehl«, forderte mich der Bauchnabel auf. Die anderen verfolgten das Aufnahmeritual sehr aufmerksam. »Warum?«, fragte ich mit leicht zittriger Stimme. »Wer seinen Haftbefehl nicht zeigt, ist ein Sittich.« – »Ein was?« Seine Antwort: »Ein pädophiles Arschloch oder ein Vergewaltiger.«

Das war ich nicht. Aber schwul. Und damit es nicht zu wilden Spekulationen käme, wollte ich nun doch meinen Haftbefehl zeigen. In diesem Augenblick trat ein weiterer Gefangener in den Haftraum. Ein kleiner, untersetzter, vielleicht Mittdreißiger. Er sah mich und brüllte laut los: »Ach, du bist gerade in den Nachrichten.« Es waren die Bilder vor dem Amtsgericht vom Nachmittag und im Kommentar war die Rede von einem Millionenbetrug. Die Forderung nach Einblick in meinen Haftbefehl hatte sich damit erledigt. Und es tönte: »Einschluss!« In die Gute-Nacht-Wünsche mischten sich Worte wie »Respekt, Alter!«

Die Tür wurde von außen verschlossen und ich wusste nun, mit wem ich meine erste Nacht hinter Gittern verbringen würde. Dennis, Anfang zwanzig, sehr sportlich und gutaussehend. »Wenn du noch Hunger hast, bediene dich. Rauchst du? Filterzigaretten sind nicht erlaubt. Es könnten Drogen in der Zigarette sein. Du musst hier lernen, Zigaretten zu drehen oder zu stopfen.« Dennis drehte uns eine Zigarette und ich packte nach Leberwurstbrot und einem Pfefferminztee meinen Korb aus. Die halbe Seite des Metallspints im Haftraum gehörte mir.

Ich bezog mein Bett und bemerkte erst jetzt einen Vorhang neben dem Waschbecken. Dahinter war das Klo. Hier sollte ich mich draufsetzen, wenn der andere seine Brote aß? »Pissen«, meinte Dennis, »kein Problem. Geh, wenn du musst. Stört mich nicht. Zum Scheißen teilen wir uns auf zu den Duschzeiten.«

Jetzt wollte ich wissen, warum er hier war. »Drogenhandel«, antwortete er mit einem gewissen Stolz und erzählte mir freimütig, wie einträglich das Geschäft sei. »Aber so cool wie du, mit deinen Millionen, so weit habe ich es noch nicht gebracht.«

Mit einem Schlag überkam mich die Müdigkeit, und die Anspannung des gesamten Tages löste sich. Ich wollte nur noch schlafen. Dennis schaute weiter Fernsehen.

»Morgen früh um sechs kommt die Lebendkontrolle«, erklärte er mir. »Du musst dann mit Ja antworten.«

Ich lag im unteren Teil des Doppelstockbettes. Die Bettwäsche, blau-weiß-kleinkariert, ein Kissenkeil unter dem Kopfkissen. Richtig lang ausstrecken ging nicht, dafür war das Bett zu kurz. Ich empfand eine Leichtigkeit, dass endlich alles vorbei war. Auch wenn es gerade erst angefangen hatte. Ich schlief ein.

Die »Lebendkontrolle« riss mich aus dem Schlaf. Punkt sechs öffnete sich die Haftraumtür. Der Beamte rief ein kräftiges »Guten Morgen« in die Dunkelheit des Raumes. Es gehörte zur Vorschrift, mit einem »Guten Morgen oder zumindest »Morgen« zu antworten. Fünfzehn Minuten später wurde das Frühstück ausgegeben: zwei frische Brötchen, die von der Bäckerei im Ort geliefert wurden, ein kleines abgepacktes Stück Butter und Marmelade. Dafür musste ich mit meinem Plastikteller an die Luke der Haftraumtür herantreten. Eintausendfünfhundertsieben Mal würde ich bestätigen, dass ich noch lebte – und mich auf zwei frische Brötchen freuen.

Dennis spendierte mir einen frisch gebrühten türkischen Kaffee. Ich las das Informationsblatt aus meinem Korb: Für die Tagesaufteilung galt hier in der Untersuchungshaft zweiundzwanzig Stunden Einschluss, eine Stunde Freihof und eine Stunde Umschluss. Letzterer erlaubt freie Bewegung auf der Station. Die Gefangenen dürfen in andere Hafträume gehen und sich unterhalten – so, wie ich es am Vortag nach meiner Ankunft erlebt hatte. Jedes Telefonat, Kontakte zum Sozialdienst, Arztbesuche oder Gespräche mit dem Seelsorger müssen schriftlich beantragt werden. Die Post muss verschlossen abgegeben werden, weil sie von der Staatsanwaltschaft gelesen und freigegeben wird. Wollte man Besuch kriegen, musste die Staatsanwaltschaft das genehmigen. Und: Die Anstalt richtete für jeden Untersuchungshäftling ein Haftkonto ein. Es gab die Möglichkeit, einmal in der Woche einen Einkaufszettel auszufüllen, vorausgesetzt, das eigene Haftkonto wies ein Guthaben auf. Einzahlungen konnten durch Verwandte und Freunde erfolgen. Alle Waren, die man einkaufen konnte, waren vorgegeben. Vor allem wurde in Tabak und Kaffee investiert. Es waren die Währungen hinter den Mauern. Ein guter Vorrat konnte Vorteile bringen. Den zielgenauen Einsatz dieser Währungen lernte ich erst später. Wenn ich etwas nicht verstand, fragte ich Dennis. Er hatte sichtlich Freude daran, mir darüber hinaus zu erklären, wie die Regeln auch gestaltet werden konnten. Wollte man zum Beispiel einen Häftling von einer anderen Station treffen, meldeten sich beide beim Arzt an, und schon waren »Geschäfte« im Knast möglich.

Als Dennis an meinem ersten Gefängnistag zur Sportstunde ging, war ich für die nächste Stunde endlich allein im Haftraum. Meine Gedanken gingen zum Vortag zurück, meinem letzten im KiKa. Mein Programmchef Steffen Kottkamp schien von der Polizeiaktion nicht sonderlich überrascht, war also offenbar involviert. Irgendwie spürte ich seine Sorge, dass auch etwas an ihm »hängen« bleiben könnte. Bevor ich aus dem Büro abgeführt wurde, durfte ich noch zwei Minuten mit ihm allein unter vier Augen sprechen. »Es tut mir leid.« Mehr konnte ich nicht sagen. Nun hatte ich die seit langer Zeit erste spielfreie Nacht hinter mir. Kein Bangen mehr, dass das Geld nicht reichen würde, kein quälendes Hoffen auf einen Gewinn, kein Planen mehr, welche falschen Rechnungen ich organisieren musste. Ich atmete tief und erleichtert durch. Was ich nicht geschafft hatte, war endlich geschehen: Andere hatten meinem Tun ein Ende gesetzt.

Am zweiten Tag im Gefängnis brachte mich ein Beamter zur Gefängnispsychologin. Sie sollte einschätzen, ob ich suizidgefährdet war.

Es traf zu, in letzter Zeit hatte ich Selbstmordgedanken. Es wäre der Ausweg gewesen, wenn ich mal wieder alles verzockt hatte, vor dem finanziellen Ruin stand, meine Rechnungen nicht bezahlen konnte und Angst hatte, dass meine Betrügereien aufflogen.

Die Einschätzung der Psychologin war wichtig. Denn diese entschied darüber, ob ich einen Einzelhaftraum bekäme. Das hieße – so banal es klingt – auf die Toilette gehen, wenn man muss. Und auch, die Einschluss-Zeiten, also zweiundzwanzig von vierundzwanzig Stunden, selbst gestalten zu können. Nach zwanzig Minuten war das Gespräch mit der Psychologin beendet. Durch ihre Prognose, dass ich mir nichts antun würde, hatte ich das Recht auf einen Einzelhaftraum.

Übrigens: In den viereinhalb Jahren meiner Inhaftierung in der JVA Suhl-Goldlauter gab es vier erfolgreiche Suizide. Das Absurde war, dass keiner davon in einem Einzelhaftraum verübt wurde.

Gleich darauf wurde ich zur medizinischen Kontrolle geführt. Der Anstaltsarzt untersuchte mich mit Schwerpunkt auf Tuberkulose, der häufigsten Infektionskrankheit in Haftanstalten. Zur Bekämpfung meiner epileptischen Anfälle händigte er mir ein neues Medikament aus. Mein Antrag, das bisherige nehmen zu dürfen, wurde mit der Begründung »viel zu teuer« abgelehnt. Nach einem Jahr stellte ich die Einnahme auf eigenes Risiko ein. Kein Spiel mehr, keine Anfälle mehr. Zu meinem Glück blieben mir ernst zu nehmende Krankheiten erspart. Der Versuch, mir das Rauchen abzugewöhnen, scheiterte mehrmals. Sport betrieb ich nur halbherzig in meinem Haftraum. Der Fitnessraum war nichts für mich. Dort trainierten die Muskelprotze an Geräten mit schweren Gewichten, denn ihre physische Stärke verschaffte ihnen einen Platz ganz oben in der Rangordnung im geschlossenen Mikrokosmos Gefängnis. Obwohl ich kräftig und groß gewachsen bin, wollte ich damit nichts zu tun haben.

Für die Zeit der Untersuchungshaft von Dezember 2010 bis zum Sommer 2012 war Frau Prinz meine Sozialarbeiterin. Jeden ihrer Ratschläge nahm ich an. Einer erwies sich als besonders hilfreich: Ich sollte einen Antrag für ein Gespräch mit dem Seelsorger stellen. Sie war es auch, die mir erlaubte, das erste Telefonat mit meiner Mutter zu führen. Als es klingelte, schnürte es mir die Kehle zu. Mein Herz pochte schneller. Meine Mutter nahm ab und meldete sich förmlich. »Hier ist dein Sohn.« Sie schluchzte sofort los, und es brauchte einige Minuten, bevor wir sprechen konnten. Es schien mir, dass ihr Schockzustand größer war als meiner. Ich beruhigte sie: »Wir müssen versuchen, pragmatisch zu sein. Und ich werde schnell klären, wie ihr mich besuchen könnt.«

Danach nutzte ich den Hofgang, um frische Luft zu schnappen, und tappte durch den Schnee, begleitet von Dennis. Wir Untersuchungsgefangene liefen hier eine Stunde im Kreis. Und schnell sprach sich herum, wer ich war. Der »Flurfunk« funktionierte. Das Übrige tratschten die Beamten. Der Tenor unter den Gefangenen: Clever. Sitzt auf Dreiviertel-Strafe und lebt danach in Saus und Braus. Dennis feuerte das auch noch an und stellte mich als seinen Millionärskumpel vor. Was bedeutete Dreiviertel-Strafe, fragte ich ihn. »Strafgefangene, die zum ersten Mal im Knast sitzen und sich ohne Tadel verhalten, können einen Antrag stellen, nur zwei Drittel der Freiheitsstrafe abzusitzen. Der Rest ist Bewährung.«

Dass es keine Millionen gab, davon konnte ich in den kurzen Unterhaltungen niemanden überzeugen. Alle reagierten immer mit einem süffisanten Lächeln.

Bestimmte Verbrechen gelten im Knast nicht mehr als solche. Ganz im Gegenteil, sie werden von den Insassen positiv gesehen, und den Tätern wird Respekt gezollt nach dem Motto: »Den Arschlöchern hast du es aber gezeigt.«

Mein Zellennachbar, ein Mörder, saß schon zehn Jahre und war drei Jahre lang mein Nachbar. Ein aufgeweckter und freundlicher Italiener aus Apulien, der in einer Pizzeria in Erfurt gearbeitet und aus Eifersucht seine Freundin erschlagen hatte. Mit ihm sprach ich Italienisch und verlernte es dadurch nicht. Für ihn war es tröstlich, in seiner Heimatsprache zu reden. Er war ein guter Koch und ich bekam immer etwas von seinen leckeren Pizzen ab. Ein Mensch hinter der grausigen Tat.

Bevor ich kurz vor Weihnachten 2010 meinen Einzelhaftraum bekam, war ich mit einem drogenabhängigen vierundzwanzigjährigen Mann zusammen in einem Haftraum, der sich von seinen Crystal-Meth-Exzessen erholte. Ich hatte die Order erhalten: »Passen Sie auf den auf, dass er nicht an seiner Kotze erstickt oder sich was antut.« Offenbar traute man mir das schon nach nicht mal zwei Wochen Knast zu.

Nun allein in der »Zelle«, schlief ich ungeheuer viel; mein Körper brauchte das offenbar. Die Träume, bei denen ich erfolgreich vor Automaten saß, gab es noch. Wie sollten sie auch über Nacht verschwinden?

Jemand schloss meinen Haftraum auf, begrüßte mich mit einem Handschlag und einem breiten Lächeln und stellte sich als Gefängnisseelsorger vor. »Na, dann kommen Sie mal. Wir haben gemeinsam eine Stunde. Ich freue mich«, sagte Seelsorger Michael. In seinem Zimmer setzten wir uns an einen kleinen quadratischen Tisch. »Sie können rauchen und ich mache uns einen Kaffee. Die Kekse sind auch für Sie.« Ich steckte mir eine Zigarette an. Die Wintersonne schien kräftig durch das ebenerdige Fenster. Im Zimmer lag überall etwas herum. Viel Papierkram auf dem Schreibtisch mit Rechner und Telefon, daneben auf einer Ablage abgegriffene Exemplare der Bibel und evangelische Gesangsbücher.

»Ich habe Ihre Haft-Akte digital gelesen und mich gefragt, warum Sie im Knast sind und nicht in einer Therapie.« Michaels Tonfall war dabei so, als spielten die Millionen, die der Grund waren, warum ich hierher gekommen war, keine Rolle. Meine Straftat blendete er ganz offenbar aus. »Vor mir sitzt jemand, der Hilfe braucht.« Er sagte das mit einer Selbstverständlichkeit, dass ich anfangen musste zu heulen.

Michael wurde meine feste Bezugsgröße. Ich vertraute ihm an, dass ich schwul bin und Angst hatte, dass es bekannt würde und die anderen Gefangenen Gewalt gegen mich ausüben würden. Wir sprachen über alles, was jetzt kommen würde, und er gab mir wertvolle Ratschläge. Er wurde ein Freund, der mir im Gefängnis und auch später durch seinen Glauben viel Halt gab.

Die Weihnachtsfeiertage sind in jeder JVA sensible Tage. Die Insassen sind in Gedanken bei ihren Liebsten. Die »Stille Nacht« überfordert viele, und sie rasten aus, demolieren den Haftraum oder versuchen, sich etwas anzutun, damit sich jemand um sie kümmert. Vor meiner ersten Weihnacht in Gefangenschaft lieh mir Michael seinen CD-Player und Bachs »h-Moll Messe«. Diese CD hörte ich nun an jedem Festtag und las dazu im Neuen Testament. Ich versank in der Weihnachtsgeschichte von Lukas. Ich spürte die pure Weihnacht und fühlte mich nicht einsam. Ich ließ die vielen »daneben gelebten« Jahre vor meinem inneren Auge vorbeiziehen, die nicht enden wollenden Betrügereien für den Mammon, der mein Leben dominierte.

Der Weihnachtsgottesdienst mit Michael beschloss meine ersten Festtage im Knast. Wir, die Gefangenen, hörten die Predigt und aßen ein Stück Stollen und tranken Kaffee. Er grüßte mich von meiner Schwester. Ich schaute überrascht auf. »Meine Ex-Frau wohnt im selben Haus, in dem Sie gewohnt haben. Als ich meine Kinder besuchte, wurde gerade Ihre Wohnung ausgeräumt. Ihre Schwester und ich hatten ein gutes Gespräch. Später kam Ihr Freund Roland zum Helfen dazu.«

Während mich Michael in meinen Haftraum begleitete, gab er mir mit auf den Weg: »Sehen Sie bitte diesen Raum als Zelle – wie in einem Kloster. Nehmen Sie diesen Raum als ihr Ruhezentrum an. Gesunden Sie hier in einer Kontemplation. Sammeln Sie sich.« Die Sätze waren wie ein Schlüssel, alles dafür zu tun, mein Hauptproblem – die Spielsucht, die mich zum Kriminellen gemacht hatte – zu besiegen. Jetzt wollte und musste ich Tabula rasa machen. Hier hinter Gittern war ich gezwungen, mich wirklich mit mir und allem auseinanderzusetzen, was zu dieser Situation geführt hatte. Ich hatte mich massiv auf Kosten anderer bereichert und wollte das wiedergutmachen. Wie das gelingen könnte, wusste ich nicht.

Kassensturz

»Das ist der größte Skandal des öffentlich-rechtlichen Rundfunks.«

Schlagzeilen dieserart gab es nach meiner Verhaftung im Dezember 2010 en masse. Besondere Fantasien entwickelte die Boulevardpresse. In ihren Berichten besaß ich zum Beispiel Häuser in Griechenland und Italien.

Dass mich die Untersuchungshaft vor der Öffentlichkeit abschottete, war ein Stück weit auch beruhigend. Nicht auszudenken, wie es wäre, auf Schritt und Tritt belagert zu sein. Noch immer hatte ich große Angst, dass über mein Intimleben geforscht und berichtet würde. Jedenfalls unternahm ich alles, um auch nicht den Hauch eines Verdachtes aufkommen zu lassen. Es war makaber. Viele Jahre hatte es gebraucht, dass ich offen und souverän mit meiner sexuellen Orientierung umgehen, sie genießen und ausleben konnte. Jetzt musste ich sie unbedingt verheimlichen. Vielleicht hätten Pin-up-Girls an meiner Wand im Haftraum Vermutungen ad absurdum führen können? Oder schützte mich mein Alter bereits, dass sich die rebellischen Jungen zurückhielten?

Zu meinem Anwalt, der einmal pro Woche ins Gefängnis kam, gesellte sich bald eine Wirtschaftsanwältin aus Hamburg. »Mich schickt ein guter Freund aus Baden-Baden. Hier ist die Erklärung. Unterschreiben Sie diese und dann geht's los.« Der gute Freund war Rolli, der

Schweizer Produzent und Toskana-Vorbereiter. »Er wird auch die Kosten übernehmen«, klärte mich die in ihrer ganzen Anmutung sehr selbstsichere Anwältin auf. »Ihr Pflichtverteidiger kann bleiben und übernimmt das Organisatorische«, war ihre Antwort auf meine Frage, was aus ihm würde. Sie wollte die Verteidigungsstrategie entwickeln. Und ich fragte mich, warum Rolli das tat? Wollte er, der als Produzent auch von meinen Betrügereien profitiert hatte, vorbauen, damit man ihm nicht auch den Prozess machte?

Bevor die Staatsanwaltschaft Anklage erhebt und zuletzt in einem Prozess der Richter sein Urteil spricht, ermittelt die Kriminalpolizei. Wen sie als Zeugen vernommen hatten, konnte ich den Akten entnehmen. Auch die dazu passenden Protokolle las ich. Kein Zeuge aus dem beruflichen Umfeld gab etwas Positives über mich zu Protokoll. Viele Zeugen, die im Mischverhältnis zu mir standen, also beruflich Partner und privat Freund, retteten sich mit der eindeutigen Schuldzuweisung an mich. »Das Hemd sitzt immer näher als der Rock«, kommentierte Seelsorger Michael.

Als die Ermittlungen abgeschlossen waren, erhielt ich über mein Anwaltsduo die achtundsiebzigseitige Anklageschrift der Staatsanwaltschaft: eine Art Kassensturz. Auf sechzig Seiten wurde akribisch aufgeführt, wie viele Scheinrechnungen es gab und wie viele Verträge überteuert abgeschlossen worden waren. Auf den Restseiten wurde mein »System« beschrieben. Ich versuchte, jeden einzelnen Betrag zu rekonstruieren. An die kleinen »Gefälligkeiten« konnte ich mich nur vage erinnern. Wenn Produzenten mich fragten, ob eine Kalkulation »etwas teurer« sein könne – das meinte oft fünf- oder sechstausend Euro – hatte ich nichts dagegen. Dafür blieben sie mir gewogen, wenn ich einen größeren Deal mit ihnen abschließen wollte und klar meinen »Risiko-Zuschlag« dafür einforderte. An die Summen von mehr als hunderttausend Euro konnte ich mich sehr gut erinnern. Jeder der vier luxuriösen Las-Vegas-Aufenthalte verschlang Geld in dieser Größenordnung. Erste-Klasse-Flug, Fünf-Sterne-Hotel, zehntausend Dollar Taschengeld.

Die höchste Scheinrechnung, die in der Anklageschrift aufgeführt wurde, betrug ungeheuerliche zweihundertfünfzigtausend Euro. Das Geld ging an F., also Fabian, der mir meinen Anteil in Höhe von hundertfünfzigtausend Euro dann auf bewährtem Wege über DVDs zukommen ließ. Diese Rechnung hätte meine Betrügereien fast auffliegen lassen. Aufgrund der immensen Höhe musste die Rechnung vom MDR-Direktor Vietze angewiesen werden. Sein Kontrolleur erfragte Details. Mir blieb das Herz fast stehen. Meine aus der Luft gegriffenen Begründungen waren aber so überzeugend, dass das Geld doch problemlos angewiesen wurde. Spätestens hier, 2008, war mir klar, dass ich das Risiko nicht mehr länger eingehen durfte, und trotzdem machte ich weiter.

Als ich alles gelesen hatte, wurde mir übel. Ich konnte kaum fassen, wie viel Geld ich verzockt hatte! Den Rest hatte mein glamouröses Leben gefressen, das übrigens überhaupt nicht zu meinem Einkommen passte. Doch offenbar erschien ich als Produktionschef des KiKA so »mächtig«, dass sich niemand traute, mich zu fragen oder gar anzuzeigen.

Nach Meinung der Kripobeamten war das Spielen lediglich eine Schutzbehauptung. Sie konnten sich nicht vorstellen, dass man so ungeheuer viel Geld am Spielautomaten einsetzen kann – ich spielte mit einem Einsatz zwischen neunzig und vierhundertfünfzig Euro pro Tastendruck – und waren fest davon überzeugt, dass ich viel Bares in Sicherheit gebracht hatte. »Sie sind ein intelligenter Mann. Nein, uns täuschen Sie nicht. Wir finden das Geld.« Vielleicht bin ich »ein intelligenter Mann«. Trotzdem wurde ich ein Betrüger. Ich konnte den Hals nicht voll genug kriegen und wollte mit immer gewagterem Spiel als Gewinner vom Platz gehen.

Die Anklageschrift verdeutlichte nun alles schwarz auf weiß, und für meine beiden Anwälte stand fest, dass der Straftatbestand des Betruges und der Bestechlichkeit erfüllt war. Ihre Verteidigungsstrategie bauten sie auf meiner Lebensgeschichte auf. Mein Verteidigergespann forderte mich auf, ein Geständnis aufzuschreiben. Die juristisch korrekte Bezeichnung lautet »Einlassung«, die im Prozess vom Angeklagten oder von der Verteidigung verlesen wird. Ich überlegte, ob es mir helfen würde, aufzuzeigen, wer alles noch daran verdient hatte. Ich aber – das wurde mir immer bewusster – musste zu meiner Schuld stehen. Als Grundlage für eine Art Wiedergutmachung, ohne auf andere zu zeigen.

Meine Anwälte waren – anders als die Polizei – von einer pathologischen Spielsucht überzeugt und beantragten, nachdem nun die Anklageschrift vorlag, bei der Staatsanwaltschaft einen Gutachter zur Feststellung derselben.

Das Gespräch dauerte mehr als acht Stunden. Ein Psychologe, eine anerkannte Koryphäe für Spielsucht aus Berlin, hatte seine Assistentin mitgebracht. Es gab eine Vielzahl verschiedener Tests, die Auskunft über meine Intelligenz, meine Kommunikation, meine soziale Haltung und anderes mehr geben sollten.

Das Gutachten lag wenige Wochen vor Prozessbeginn vor und war gespickt mit unendlich vielen Kennzahlen, insbesondere mit solchen der Weltgesundheitsorganisation WHO. Die Kennziffern klassifizieren bestimmte Suchterkrankungen und ihren Abhängigkeitsgrad. Meine Zahlen hatten durchweg die höchsten Werte. Die Tests belegten also meine Sucht. Erstaunlich präzise und zutreffend berichtete das Gutachten, wie mein Spielverhalten war und wie es sich auf mein soziales Leben auswirkte. Die klare Schlussfolgerung lautete: Kirchhof ist pathologisch – also krankhaft – spielsüchtig und konnte sein Spielverhalten nicht mehr steuern.

Das Gutachten bescheinigte mir »schwerste Persönlichkeitsveränderungen« eben durch das pathologische Spielen. Sinngemäß hieß es: Seine innere Stimme hat ihm gesagt, nein, geh nicht spielen. Die andere Stimme: Doch, geh ruhig und belohne dich. Er wollte immer perfekter sein und verlor das Maß für die realen Möglichkeiten.

Nach dem Lesen des Gutachtens fühlte ich mich, als hätte ich nicht alle beisammen gehabt. Und so war es ja auch.

Prozess

Einige Tage vor Prozessbeginn hatten meine Anwälte meine »Einlassung« genehmigt. Ich sollte das Vorlesen üben, damit ich später vor Gericht nicht rumstammelte. Ich markierte im Manuskript die Stellen, die mir wichtig waren. Ich fühlte mich dabei ein wenig an einen Schauspieler mit einer Hauptrolle erinnert.

Für den 21. Juni 2011, also Sommeranfang, elf Uhr, war der erste Prozesstag angesetzt. In der Nacht davor schaute ich alle dreißig Minuten auf den Wecker. Gegen fünf Uhr ging die Sonne über der Gefängnismauer auf. Ich setzte mich an den Schreibtisch und las noch einmal meine Einlassung. Was mein Äußeres betrifft, dafür hatte ich ein grünes, längsgestreiftes Hemd gewählt.

Später, halb sieben, saß ich mit Handschellen, einem Verpflegungsbeutel und meinem Aktenordner in einem vergitterten JVA-Fahrzeug. Bei einem Unfall wäre ich unweigerlich verreckt, denn mit Handschellen und damit ohne Bewegungsfreiheit hätte ich nicht aus dem Auto in die Freiheit klettern können. Aber die Fahrer brachten mich sicher ans Ziel.

Neun Uhr: Ankunft am Landgericht Erfurt. Mir wurden die Handschellen gelöst, dafür aber Fußschellen angelegt. Ich wurde in den Keller gebracht und in eine Zelle gesteckt. Hier sollte ich zwei Stunden warten – zwei furchtbare Stunden. Die mehr als fünfzehn Zigaretten auf nüchternen Magen, ich hatte vorher nichts runterbekommen, konnten meine Panik nicht eindämmen: »Was erwartete mich da oben?«

Dreißig Minuten vor Prozessbeginn erschien mein Anwalt im Keller. Die schlechte Nachricht: Der Antrag, mich ohne Hand- und Fußschellen in den Gerichtssaal zu führen, war abgelehnt worden. Die gute Nachricht: Im Gerichtssaal würde dann aber nochmals der Vorsitzende Richter entscheiden. Und dann gab er mir noch den Hinweis, ich solle meinen Aktenordner so tragen, dass die Handschellen nicht zu sehen wären.

Kurz vor elf Uhr legten mir zwei Gerichtsbeamte auch die Handschellen wieder an und führten mich aus dem Keller in die erste Etage. Ein Beamter konnte sich angesichts der Tatsache, dass die Verhandlung im größten Saal des Erfurter Gerichts stattfinden würde, die Bemerkung nicht verkneifen: »Ehre, wem Ehre gebührt.«

Ich tippelte mit den Fußschellen und dem Ordner vor meinen Händen nach oben, an meiner Seite der Anwalt, mittlerweile in Anwaltsrobe. Als wir auf dem Flur ankamen, sah ich schon von weitem die große, offene Flügeltür zum Gerichtssaal und es begann zu blitzen. Ein langer Gang zum Schafott, ganz langsam, damit ich nicht über meine eigenen Füße fiel. Die Schar der Fotografen war riesig, und als ich in den Saal eintrat, ging es erst richtig los. Ich glaube, es überraschte die Pressemeute, dass ich mein Gesicht nicht verdeckt hatte. Warum auch? Man wusste ohnehin, wie ich aussehe.

Die beiden Gerichtsbeamten führten mich zu einem Stuhl in der Ecke, auf den ich mich kniete, damit sie mir die Fußschellen abnehmen konnten. Die Fotografen kamen immer näher. Jeder wollte den »Schuss« haben, der mich in dieser Büßerhaltung zeigte. Es sollte das

Titelbild werden. Ich fühlte mich würdelos. In diesem Moment, wie auch immer er das geschafft hatte, tauchte mein Seelsorger Michael neben mir auf. Er beugte sich zu mir herunter, sprach ein kurzes Gebet und sagte noch: »Das macht die Justiz mit Absicht. Sie wollen ein Zeichen setzen, dich so vorzuführen. Sei stark.«

Nun befreite man mich auch von den Handschellen, und ich wurde zur Anklagebank geführt. Hier erwartete mich auch die Anwältin, die zusammen mit dem Anwalt die Aufgabe hatte, mich zu verteidigen. Gegenüber der Staatsanwalt und daneben der Gutachter mit seiner Assistentin. Vor mir immer noch die Presse. Jetzt wagte ich einen scheuen Blick nach rechts zu den Besuchern. Ich sah meine Freunde aus der Nähe von Bamberg und Roland aus Erfurt. Mehr Leute erkannte ich nicht oder wollte sie nicht erkennen. Nur selten blickte ich während der Prozesstage zu den Zuschauern.

Das Gericht zog ein: drei Berufsrichter, zwei Schöffen, eine Protokollantin. Die letzten Kamerablitze zuckten durch den Saal des Landgerichtes und die 1. Strafkammer nahm ihre Arbeit auf. Meine Personalien wurden festgestellt, und dann übergab der Richter das Wort dem Staatsanwalt. Er las die Anklageschrift vor. Achtundsiebzig Seiten lang Stille im Saal. Am Schluss verwies er auf die Straftatbestände »Untreue« und »Betrug«.

Mein Lampenfieber stieg von Minute zu Minute. Der Vorsitzende Richter bedankte sich beim Staatsanwalt, neigte seinen Kopf zur Anklagebank und fragte meine Verteidiger, ob es hierzu eine Stellungnahme geben würde. Meine Anwältin ergriff das Wort: »Mein Mandant wird eine Einlassung abgeben.«

Kann Stille absolut sein? Ja, in diesem Moment war sie es. Selbst die schreibenden Journalisten hielten kurz inne. Ich begann mit brüchiger Stimme meine zwanzig handgeschriebenen Seiten vorzutragen. Krampfhaft versuchte ich, meinen Textmarkierungen die Bedeutung zu geben, wie ich es mir vorgenommen und geübt hatte. Es gelang nicht. Schließlich berichtete hier ein Angeklagter über sein Leben und spielte keine Rolle wie ein Schauspieler. Letztlich war die »Einlassung« mein Geständnis. Ich bereute – wissend, dass ich meine Taten nicht ungeschehen machen konnte, und entschuldigte mich bei allen, deren Vertrauen ich missbraucht hatte, um mein Spiel und das damit verbundene ausschweifende Leben zu finanzieren.

Dann – eine gefühlte Ewigkeit – Ruhe im Saal, bevor die Journalisten wieder in die Tasten hauten. Der Richter verkündete eine Pause von dreißig Minuten. Ich wurde wieder mittels Hand- und Fußschellen verkettet und in den Keller geführt. Meine Anwälte geleiteten mich an den Presseleuten vorbei. Dort angekommen, steckte ich mir eine Zigarette an. Beide Anwälte waren ziemlich sicher, dass meine Worte überzeugt hatten. »Wen?«, fragte ich mich.

Zurück im Saal wurde mir auf der Anklagebank trotz des warmen Sommertages kalt und kälter. Ich fing zu zittern an. Nur mit Mühe konnte ich den weiteren Ausführungen folgen. Ich hatte offenbar die Grenze meiner psychischen Belastbarkeit erreicht.

Da ich mit der Einlassung bereits eine Art Geständnis abgelegt hatte, korrigierte das Gericht seinen Zeitplan. Die Anzahl der Verhandlungstage wurde deutlich verringert, die Zeugenbefragungen waren in dem geplanten Ausmaß nicht mehr nötig. Drei weitere Tage sollten ausreichen, um zu einer Urteilsfindung zu kommen. Meine Anwälte hielten dies für angemessen.

Nach dem ersten Prozesstag um achtzehn Uhr dreißig zurück in meinem Haftraum in Suhl-Goldlauter, wollte ich nur noch schlafen. Mit einer Tasse Pfefferminztee und einem Wurstbrot hielt ich mich aber noch wach und schaute Nachrichten im Fernsehen. Der Prozessbeginn war der Aufmacher im »Thüringen-Journal«. In dem grün-längsgestreiften Hemd sah ich grässlich aus. Der Angeklagte gibt alles zu, hieß es, und nun wird abzuwarten sein, wer noch alles mitverdient hat.

Alle weiteren Verhandlungstage liefen ähnlich ab. Die Mitarbeiter der Erfurter Spielbank zeigten sich auf die Nachfrage des Richters, weshalb sie nichts unternommen hätten, erstaunt. Es sei doch – so der Richter – ihre Pflicht, Suchtgefährdete vor sich selbst zu schützen. Sie gaben sich vom Ausmaß überrascht, und überhaupt waren ihre Antworten vage. Sie hätten vermutet, dass ich geerbt hatte. Außerdem sei ich immer höflich gewesen und selbst bei massiven Verlusten hätte ich den Automaten nicht beschädigt. Meine Kleidung sei immer angemessen und korrekt gewesen. Ich verstand – anders als der Richter – gut, warum sie mich trotz meiner hohen Verluste nicht angesprochen hatten. Ich allein brachte ihnen schließlich die monatliche Casino-Miete ein.

Die meisten Mitarbeiter des KiKA in Erfurt, die als Zeugen geladen waren, verweigerten die Aussage – möglicherweise, um sich selbst nicht zu belasten. Einige wenige redeten, gaben sich aber unwissend. Die Medienvertreter hatten insbesondere auf die Befragung von Frank Beckmann gesetzt. Schließlich war er mehr als acht Jahre der KiKA-Chef und stand ganz klar in einer gewissen Mitverantwortung bezüglich der Verwendung von Gebührengeldern. Niemand, nicht einmal die Mitarbeiterinnen aus meiner Abteilung, ließ ein gutes Haar an mir.

Nicht, dass ich wollte, dass meine Schuld verwässert würde, aber dass sie so gar nichts Positives zu erzählen hatten, machte mich wütend. Der MDR in Leipzig verlangte von seinen Mitarbeitern eine besondere Loyalität nach dem Motto: Der Angeklagte ist der überführte Kriminelle. Also sagte nicht ein einziger Zeuge aus Leipzig im Prozess aus.

Am letzten Verhandlungstag trug der Gutachter seine Erkenntnisse vor. Der Staatsanwalt zeigte sich wenig davon überzeugt. Er verstand nicht, dass ich als Spielsüchtiger noch meine Arbeit verrichten konnte. »Gerade dann, wenn die Wahrheit unentdeckt bleiben soll, strengen sich Suchtabhängige besonders an«, antwortete der Gutachter. »Der beste Herzchirurg verrichtet seine akkurate Arbeit und ist doch alkoholabhängig.«

Nach vier Verhandlungstagen hieß es dann aus dem Munde des Vorsitzenden Richters: »Sie haben das letzte Wort, Herr Angeklagter.« Alles, was ich in dem Moment wollte, war, dass es endlich vorbei sein sollte. Ich fühlte mich nur noch leer und sagte: »Nie hatte ich vor, zu betrügen, und ich bitte um Verzeihung.«

Das Gericht zog sich zur Beratung zurück.

Am 5. Juli 2011 wurde verkündet: »Im Namen des Volkes ergeht folgendes Urteil: Fünf Jahre und zwei Monate.« Die Gesichter meiner Anwälte versteinerten. Sie hatten mit maximal drei Jahren gerechnet. Nach der Urteilsbegründung wandte sich der Vorsitzende Richter mit ganz persönlichen Worten an mich: »Ich weiß, fünf Jahre hören sich ohne Perspektive an. Aber Ihre Anwälte werden Ihnen erklären, welche Wege es gibt, damit es wieder aufwärts geht. Gern hätte ich mehr zur Entlastung aufgenommen, aber Ihr Arbeitgeber hat nicht viel dazu beigetragen. Niemand aus Leipzig war bereit, ihre Arbeit in den fast achtzehn Jahren einzuschätzen. Sie konnten nur agieren, weil das System es zugelassen hat. Das aber habe ich nicht zu bewerten, und es wird an anderer Stelle zu klären sein. «

Die Medien berichteten ausführlich, und die Gremien von ARD und ZDF ließen verlauten: So ein Skandal wird nicht noch einmal passieren. Dafür werden die Kontrollgremien sorgen.

Wenige Tage später kündigte ich beiden Anwälten die Mandantschaft, denn ich fühlte mich nicht gut vertreten. Ich brauchte aber einen Anwalt, weil es eine weitere Anklage geben würde. Wieder stand »Untreue« und »Betrug« als Vorwurf im Raum. Mein Produzenten-Freund Peter aus Berlin hatte für meine Luxus-Wohnung in der Hauptstadt gezahlt und mit ihm war ich öfter in Las Vegas gewesen – alles finanziert über besagte erhöhte Kalkulationen für Aufträge, die ich ihm zukommen ließ. Folgerichtig klagte die Staatsanwaltschaft Erfurt ihn und mich Anfang 2012 des gemeinsamen Betruges an.

Mein neuer Anwalt war Heinz Funke aus Heiligenstadt im katholischen Eichsfeld. Nach dem Aktenstudium war er höchst verwundert über die Verteidigungsstrategie seiner Vorgänger. Ich hatte, um das Strafmaß so gering wie möglich zu halten, eine Schadensanerkennung in Höhe von 6,1 Millionen Euro unterschrieben, wie es mir die Anwälte abverlangt hatten. Nach seiner Meinung aber hatte sich das in keiner Weise auf die Höhe der Freiheitsstrafe ausgewirkt.

Anwalt Funke, der mich nun im zweiten Prozess vertreten würde, wollte pauschal zehntausend Euro Honorar im Voraus. Ich hatte kein Geld mehr. Den Rest vom Baren, den ich bei der Verhaftung noch besaß, hatte die

Polizei ja konfisziert und die Justiz beschlagnahmt. Meine Schwester verkaufte einige Möbelstücke aus meinen beiden Wohnungen, was aber nur wenig einbrachte. Daraufhin startete sie eine Solidaritätsaktion bei meinen Freunden und bat um eine Spende. Jeder gab, was möglich war, und das Honorar konnte bezahlt werden.

Die Freiheitsstrafe würde also noch länger werden. Ein weiterer Prozess bedeutete auch, dass ich immer noch nicht als Strafgefangener, sondern als Untersuchungshäftling geführt wurde, was mit vielen Einschränkungen verbunden war. Besuche mussten weiterhin durch die Staatsanwaltschaft genehmigt werden und die Post wurde weiter kontrolliert. Ich konnte auch noch keinen Antrag auf eine Verlegung nach Berlin stellen, wollte aber weg aus Thüringen. Und nicht zuletzt zählte, dass man in der Untersuchungshaft kein Anrecht auf Arbeit hat. Mit einer Beschäftigung würde ich einen kleinen Lohn bekommen und könnte davon beim Gefangeneneinkauf einige Lebensmittel bestellen, die es in der normalen täglichen Versorgung nicht gab, wie eine Cola – im Knast eine Art Luxus.

Mein Tagesablauf blieb also zunächst der eines Untersuchungshäftlings: In der Regel zweiundzwanzig Stunden Einschluss, eine Stunde Hofgang und eine Stunde Umschluss. Wollte man nicht zweiundzwanzig Stunden weggesperrt sein, war es möglich, sich für verschiedene Freizeitangebote anzumelden. Ich nahm einmal pro Woche am Lesekreis in der Gefängnisbibliothek teil und an den sonntaglichen Gottesdiensten. Seelsorger Michael blieb mein wichtigster Vertrauter. Wir sprachen über Gott und die Welt. Und da wir mittlerweile freundschaftlich verbunden waren, erzählte er mir auch viel Privates. Er fand in mir einen guten Zuhörer, und mir war alles willkommen, was die Routine hinter den Gefängnismauern durchbrach.

Im Winter 2011 begann schon meine zweite Vorweihnachtszeit in Haft. Ich musste mich auf den zweiten Prozess vorbereiten. Ich war aufgebracht über die Aussagen meines vermeintlichen Freundes Peter. Er hatte seinen Anwalt und somit auch die Strategie gewechselt. Warum? Weil man die Gefahr der Vertuschung von Tatsachen befürchtete, stand er immer kurz davor, in Untersuchungshaft zu kommen, und das wollte er auf diese Weise verhindern. Nunmehr gab er alle Vorwürfe zu und sah mich als Anstifter. Ich erfuhr das, weil ich Einsicht in die Vernehmungsprotokolle hatte, und verfasste zu jedem Anklagepunkt akribisch, wenngleich allein auf meine Erinnerungen angewiesen, eine Stellungnahme.

Die Berge rund um die Haftanstalt zeigten sich winterlich. Vereinzelt konnte ich bunt geschmückte Häuser erkennen, manche leuchteten Tag und Nacht. Gefasst ging ich auf mein zweites Weihnachtsfest im Knast zu. Heiligabend gab es, wie im Vorjahr auch, Kartoffelsalat mit Würstchen, am ersten Weihnachtsfeiertag Entenbraten mit Klößen. Und natürlich die Endlosschleife der »h-Moll-Messe« von Bach und den Festgottesdienst. In der stillen Nacht dachte ich darüber nach, wie wenig es braucht, um ein bürgerliches Leben draußen aufzulösen: Die Versicherungspolicen für meine private Vorsorge hatte der Arbeitgeber als Wiedergutmachung übernommen. Die Krankenkasse hatte die Mitgliedschaft gekündigt, weil der Beitrag ausblieb. Die Bank löste meine Konten auf und schrieb mir einen Forderungsbrief über das vorhandene Minus. Mein Finanzamt fragte mehrmals nach, wie ich die Steuerschuld von 2,3 Millionen Euro begleichen möchte, konkret, welches Konto es zur Abbuchung belasten sollte. Das entbehrte nicht einer gewissen Komik. Im Vordruck für die Steuererklärung gibt es ein Feld für sonstige Ausgaben. Dort hätte ich die Einnahmen aus den Zuwendungen ordentlich eintragen können. Es wäre also möglich gewesen, die Gelder aus dem Betrug zumindest ordentlich zu versteuern.

Ein Jahr nach der Verhaftung war mein altes ziviles Leben abgeschafft. Ich fragte mich bei einem Stück Stollen, die eine Großbäckerei für die Gefangenen sponserte, wie ich mir nach den fünf Jahren Gefängnis ein neues Leben aufbauen sollte. Wie machen das andere, die wieder rauskommen? Vielleicht gibt es eine Starthilfe? Und dann? Ich fragte Frau Prinz, meine Sozialarbeiterin. Ihre Antwort: »Es schaffen nur die mit einem starken und intakten sozialen Umfeld. Der Knast resozialisiert nur wenige. Bis zu achtzig Prozent kommen als Wiederholungstäter zurück.«

Meine Überlegungen zum »Neustart« meines Lebens legte ich erst einmal auf Eis. Mindestens vier Jahre Gefängnis lagen ja noch vor mir. Die musste ich erst einmal durchstehen. Und außerdem war noch nicht klar, wie viele Jahre aus dem zweiten Prozess mit Peter dazukommen würden.

Die Silvesternacht war, wie im Jahr zuvor, prollig. Von jeder Etage flogen angezündete Klopapierrollen aus dem Fenster: das Knastfeuerwerk. Dann ein lautes »Konzert«: Das Besteck wurde mit aller Kraft gegen die Gitterstangen der Fenster geschlagen. Kraftausdrücke hallten als Echo über das Außengelände. Lautstark gaben sich die ganz Potenten und immer noch Pubertierenden der lüsternen Illusion hin, bald wieder »richtig ficken« zu können. Vorerst wurde das weibliche Geschlechtsorgan mit allen Worten und Neuschöpfungen lauthals beschrieben. Prosit Neujahr.

Anfang Januar 2012, Anwaltstermin. Anwalt Funke hatte meine Anmerkungen zur gemeinsamen Anklage mit Peter durchgearbeitet. Als nachträgliches Weihnachtsgeschenk zog er drei Schachteln HB aus dem Automaten im Besucherraum und übergab sie mir mit den Worten, nicht gleich, wie das bekannte HB-Männchen, in die Luft zu gehen, wenn er mir jetzt seine Strategie vorstellen würde. Seines Erachtens gehe es nicht darum, gegen die Darstellungen von Peter zu argumentieren. Der wolle seine Haut retten, also nicht ins Gefängnis gehen. »Wenn wir eine Strategie aufbauen, die jeden Anklagepunkt bestreitet, kann das zu dreißig Verhandlungstagen führen. Ob es ein positives Ergebnis für Sie gibt, ist offen. Verlieren Sie, bleiben die Kosten für die Verhandlung und mein neues Honorar bei Ihnen hängen.«

Diplomatisch und schonungslos zugleich ging er vor, dieser neue Anwalt. »Weil Sie schon einmal abgeurteilt sind und einsitzen, wäre es gut, zu signalisieren, dass Sie geständig sind. Sie ersparen dem Gericht damit viele Verhandlungstage. So kann ich besser einen Kompromiss erreichen, was die maximale Höhe der zusätzlichen Freiheitsstrafe betrifft. Außerdem«, fuhr er fort, »solange verhandelt wird, sind Sie nicht abgeurteilt und kein Strafgefangener. Erst als Strafgefangener können wir Lockerungen und den offenen Vollzug für Sie beantragen.« Das waren schlagkräftige Argumente, und ich war offen für seine Bitte, darüber nachzudenken, ein weiteres Geständnis abzulegen.

Nach kurzem Besinnen und einem Gespräch mit Seelsorger Michael schrieb ich meinem Anwalt: »Ich akzeptiere Ihren Vorschlag.« Damit war die Beziehung zu Peter für mich beendet.

Der Prozess fand im August 2012 – dieses Mal im kleinen Saal – des Landgerichtes Erfurt statt. Er dauerte gerade mal gut zwei Stunden. Nach der Verlesung der Anklage war ich geständig. Peter saß zwei Meter von mir entfernt, zwischen uns sein Anwalt. Peter wurde auf Bewährung und zu einer Spende an eine Kindereinrichtung verurteilt. Der Richter ließ in seinem Urteil nicht unerwähnt, dass Peter bereits eine Million Euro an den Sender in Leipzig überwiesen hatte. So viel hatte er in Reserve? Ich erhielt eine Freiheitsstrafe von einem Jahr ohne Bewährung, was dem ausgehandelten Kompromiss meines Anwaltes mit dem Gericht entsprach. Somit war ich insgesamt zu sechs Jahren und zwei Monaten Freiheitsentzug verurteilt, »abgeurteilt«, wie es das Gericht nennt. Weitere Anklagen würden nicht zugelassen werden.

Jetzt lagen noch vierundfünfzig Monate Haft vor mir. Als Erststraftäter konnte ich einen Antrag auf eine Zwei-Drittel-Strafe stellen und hätte dann nur vier Jahre und zwei Monate zu verbüßen. Vorausgesetzt, ich würde mich vorbildlich verhalten. Ich war jetzt also Strafgefangener und musste mich für die kommenden Jahre auf ein Leben auf acht Quadratmetern einstellen. Die Anordnung bestimmter Gegenstände, das tägliche Putzen der Zelle und ein ordentliches Bett sollten eine kleine Privatsphäre schaffen. Die unangekündigten, aber regelmäßigen Durchsuchungen des Haftraumes nach Drogen und Alkohol »verwüsteten« die Oase aber immer wieder. Die Beamten kannten keine Privatsphäre. Bei mir gab es weder Drogen noch Alkohol.

Erste Kammerzofe

Im Frühjahr 2012 hatte ich – noch als Untersuchungshäftling – das Glück, eine Arbeit in der Effektenkammer der JVA zu erhalten, also an der Stelle, an der die Gefangenen aufgenommen werden. Dort, wo auch ich im Dezember 2010 angekommen war, arbeitete ich jetzt. In der Kammer werden die Habseligkeiten der Gefangenen bis zur Entlassung aufbewahrt. Hier ist das Wäschelager, und hier warten die Häftlinge auf ihren Transport zum Gericht oder zu einer Verlegung in eine andere JVA. Drei Häftlinge konnten hier arbeiten. Wer als Letzter dazukam, musste erst einmal die dreckigste Arbeit machen. Auch ich putzte zunächst die Toiletten. Mein erster Lohn: 255 Euro monatlich.

Ich wurde auf Station D, die sogenannte Arbeiterstation, verlegt. Es gab zwölf Hafträume für die Vorarbeiter und ihre Mitstreiter: den Tischler- und Elektromeister, den Leiter der Wäscherei, den Vorarbeiter für den Verpackungsbetrieb, den Leiter der Bibliothek und die Mitarbeiter der Effektenkammer. Nach kurzer Zeit wurde ich – weil die beiden anderen Mitarbeiter aus der Haft entlassen wurden – Vorarbeiter. Der leitende Beamte schwor mich ein: »Vorarbeiter in der Kammer zu sein ist ein Privileg. Sie können sich überall hin frei bewegen. Sie organisieren die Arbeit. Verschwindet hier etwas oder lassen Sie sich von anderen Häftlingen bestechen, um ihnen etwas aus der Kammer zu besorgen, riskieren Sie und die anderen Arbeiter hier ihren Job. Verstanden?« – »Verstanden«, antwortete ich. Wer, wenn nicht ich, wusste um die Bedeutung von Bestechung und Vorteilsnahme.

Montags bis donnerstags von sechs Uhr dreißig bis sechzehn Uhr und am Freitag bis zwölf Uhr dreißig – außer an Feiertagen – war ich jetzt im Dienst. Die Arbeitsaufgaben in der Effektenkammer waren einfach strukturiert: Bettwäsche zusammenlegen, Haftkleidung sortieren, Hygieneartikel bereitstellen, Verwaltung der Kleidersäcke mit den privaten Sachen der Insassen und in die Wäsche der Gefangenen Erkennungsnummern und Größen stempeln. Diesen Diensten entsprechend gab ich mir nach der damals brandneuen Fernsehserie »Downton Abbey«, die in einer englischen Adelsfamilie spielt, den Spitznamen »Erste Kammerzofe«.

Neben uns drei Häftlingen taten hier täglich drei Beamte ihren Dienst: ein sehr beleibter Vorgesetzter, dem alles »am Arsch vorbeiging«, eine Beamtin, Ende fünfzig, Kettenraucherin, die auf die Erlösung namens Pension wartete, und ein Beamter, der noch an das Gute in der Welt glaubte und sich sehr gern ab und zu mit mir unterhielt. So erfuhr ich viele Neuigkeiten. Zum Beispiel, wer sich umzubringen gedroht hatte oder wer mit Drogen erwischt worden war. Wichtig war noch, den drei Beamten laufend ihre Wünsche von den Augen abzulesen. Diese Fähigkeit verhalf mir zu einem Gehaltssprung auf nun 275 Euro im Monat.

Das Team, das mir zugeteilt war, forderte ich auf, die Regeln zu beachten. »Wagt euch nicht, krumme Geschäfte zu machen. Dann verlieren wir alle unsere Arbeit und ›die Kammerzofe‹ wird richtig sauer.« Die harten Jungs in meinem Team akzeptierten mich und hielten sich an unsere Vereinbarungen. Später hatte ich sogar ein kleines Mitspracherecht bei der Auswahl neuer Mitarbeiter.

Als Steffen, Mitte zwanzig, zu uns in die Kammer kam, hatte ich die Befürchtung, er sei einer, der sich nicht an die Regeln halten würde. Kahl rasiert und durchtrainiert, kam er aus der JVA Tonna. Doch nachdem ich ihm seine Aufgaben zugewiesen hatte, erledigte er seinen Job ohne Murren. Obwohl er auf der Station den Haftraum neben mir hatte, sah ich ihn nach Feierabend nie. Er zog sich zurück, und ich ließ ihn in Ruhe. Für seine gute Arbeit lobte ich ihn, was er mit einem Kopfnicken hinnahm. Steffen ließ sich jetzt die Haare wachsen und sah wie ein netter Kerl aus. Das sagte ich ihm auch und ergänzte: »Ich bin da, wenn du mal reden möchtest.« Als das Vertrauen groß genug war, erzählte er mir seine Lebensgeschichte, die geradezu typische Geschichte eines Gefangenen: Drogenabhängigkeit, Raubüberfälle und somit Start einer Knast-Karriere. Er bat mich um Hilfe, als er Anträge stellen musste, und ich verlangte weder Kaffee oder Tabak dafür. Als er eines Tages zu mir sagte: »Die Psychologin kriegt kein Wort aus mir heraus und dir erzähle ich alles freiwillig. Du bist in Ordnung«, fühlte ich eine tiefe Erleichterung, denn im Unterschied zu den Jahren meiner Betrügereien bekam ich eine Anerkennung, ohne finanzielle und sonstige Versprechungen gemacht zu haben.

Ich merkte schnell, dass mich die anderen Insassen um meinen Job beneideten. In der Kammer zu arbeiten bedeutete einerseits, ganz nah am aktuellen Haftgeschehen zu sein. Andererseits gehörte es irgendwie dazu, als »Erste Kammerzofe« andere Gefangene zu unterstützen. Hatte ein Häftling einen Antrag wegen seiner Verhandlung an die Kammer gestellt, bügelte ich für diesen Tag sein Hemd auf. Oder ich half einem sehr sportlichen und gutaussehenden Jugendbandenchef aus Weimar, die Krawatte für seine Gefängnishochzeit zu binden. Er konnte das nicht und war auf meinen doppelten Windsor-Knoten stolz. Von nun an signalisierte sein Nicken in meine Richtung beim sonntäglichen Gottesdienst seinen Lakaien, dass ich unantastbar war. Ich genoss seinen Schutz. Ob ich ihn jemals brauchen würde, wusste ich nicht.

Wertschätzung erhielt ich auch von Beamten, wenn ich sie unterstützte, bestimmte Sprachbarrieren zu nehmen. Mein Englisch war für die russischen Häftlinge ausreichend. Für den Umgang mit den sehr jungen rumänischen Männern, die zu dieser Zeit inhaftiert waren, half mein Italienisch. Es handelte sich um Mitglieder von Banden, die Bankautomaten knackten oder mit geklauten Geldkarten ihr Unwesen trieben. Sie waren auf »Europatour«, während ihre Chefs im sicheren Bukarest saßen. Gab es auf der Station Stress zwischen Deutschen und Rumänen, riefen mich die Beamten hinzu.

Mein Albtraum in der JVA hieß Slatko. Er war der Chef der Bandidos aus Weimar. Ein brutaler Typ, das Gesicht komplett tätowiert, immer rumbrüllend und jedem gegenüber verächtlich und aggressiv. Als es Anfang 2014 auf unserer Station zu einer blutigen Auseinandersetzung kam, wurde eine Untersuchung eingeleitet. Slatko hatte einen Mithäftling brutal geschlagen. Als Augenzeuge wollte ich nicht schweigen und sagte gegen ihn aus. Somit war ich der Verräter, und von da an ließ er nichts aus, um mich zu bedrohen. Erst mit seiner Verlegung in eine andere JVA schlief ich wieder ohne Albträume. Apropos Verlegung: Meinen Wunsch, nach Berlin verlegt zu werden, legte ich ad acta. Es war Michael, der mich bestärkte, diese Idee aufzugeben. »Wer dich besuchen will, kommt auch nach Suhl. Hier kennst du dich inzwischen gut aus und hast eine Arbeit.« Er legte gute Worte für mich beim JVA-Direktor ein, der schließlich zustimmte. Somit war ich einer der ganz wenigen Strafgefangenen mit einer Freiheitsstrafe von mehr als vier Jahren, die in einer U-Haftanstalt ihre Strafe verbüßten.

Mit Eintreffen der schriftlichen Bestätigung im Herbst 2012, dass ich nun Strafgefangener war, begann ich, mir Gedanken über die Zeit in der Freiheit zu machen. Pläne ins Blaue wollte ich nicht schmieden und fragte meine neue Sozialarbeiterin, was zu tun sei. Sie gab mir eine Menge Informationsmaterial, das zu meiner abendlichen Lektüre wurde. Ich beschäftigte mich also mit der Frage, wovon ich draußen leben könnte und wie ich meine Schulden wegkriegte.

Am 25. Dezember 2012 feierten wir einen weihnachtlichen Gottesdienst. Der »Gefangenenchor von Suhl-Goldlauter« brüllte seinen Weihnachtswunsch mit kräftigen Stimmen über die Stationen der JVA:

Gib Frieden, Herr, gib Frieden,
die Welt nimmt schlimmen Lauf.
Recht wird durch Macht entschieden,
wer lügt, liegt obenauf.
Das Unrecht geht im Schwange,
wer stark ist, der gewinnt.
Wir rufen: Herr, wie lange?
Hilf uns, die friedlos sind …

Schneereich startete das neue Jahr 2013, das für mich – um im biblischen Wort zu bleiben – mit einer Hiobsbotschaft begann. Michael würde seine Arbeit in der JVA aufgeben, um eine Stelle in Sankt Petersburg anzunehmen. Seine Verabschiedung fand im Besucherbereich der JVA statt. Fünfzig ausgewählte Gefangene und viele Beamte nahmen teil. Nach der Rede des Direktors und des Superintendenten durfte ein Gefangener Abschiedsworte sprechen. Dafür war ich auserkoren worden. Zugegeben, Freiwillige gab es nicht.

Ich bereitete meine Rede gründlich vor. Sie sollte nicht lang, aber emotional sein. Für die Dankesworte wählte ich als Aufhänger das Zitat 13.13 aus dem Ersten Korinther Brief von Paulus. Mit den Worten Glaube, Liebe und Hoffnung konnte ich eine Rede halten, die – ich meinte es an ihren Gesichtern zu sehen – auch die Gefühle meiner Mithäftlinge ausdrückte. Am Schluss sprach ich Michael in Russisch an – seine Lieblingssprache. Mit leicht zittriger Stimme und feuchten Augen zitierte ich aus dem Talmud: »Wer nur ein Menschenleben rettet, rettet die ganze Welt.«

Michael hinterließ mir als Abschiedsgeschenk Albert Camus' »Der Mythos des Sisyphos«. Ein philosophischer Essay, nicht einfach zu lesen und schon gar zu verstehen. Aber er gab mir eine wichtige Lebensweisheit mit auf den Weg: in der mühevollen Arbeit ohne Zählbares trotzdem die eigene Erfüllung zu sehen. Wer weiß, ob Sisyphos nicht seine Erfüllung darin fand, den Stein immer und immer wieder den Berg hochzuwuchten? Und wenn die immer wiederkehrende Arbeit das Sortieren von Wäschebergen ohne Ende ist, warum sollte ich darin nur die tägliche Trostlosigkeit sehen, warum nicht meine Erfüllung? Ich hatte wieder eine Aufgabe und war mit einer Arbeit zufrieden – weit, ganz weit weg vom früheren medialen Rummel. Der Kampf um das »Wichtig-Sein« mit allen

Mitteln und die Zeit der heuchlerischen Lügen waren vorbei. Die Spielsucht hatte mich blind werden lassen. Ich wollte alles und noch mehr – ohne Rücksicht auf andere und mich selber. Ich betrog und log, um mit möglichst viel Geld meine Misere zu übertünchen. Jetzt sortierte ich Bettwäsche und es machte mir nichts aus. Nicht allein aus der extremen Situation heraus, weggesperrt zu sein, entwickelte ich Demut. Ich begriff, dass der Stein zu mir gehört und keine Last sein muss.

Intern

Im Jahr 2013 begann mein früherer Arbeitgeber mit der intensiven Aufklärung im eigenen Haus. Das schien auch wegen anderer Vorkommnisse bitter nötig, zum Beispiel wegen der Betrügereien des Unterhaltungschefs im MDR-Fernsehen und seiner nachfolgenden Entlassung. Der MDR hatte 2011 eine neue Führung gewählt. An der Spitze stand jetzt Karola Wille. Die ehemalige juristische Direktorin war zur Intendantin des MDR aufgestiegen.

Bei einem nicht angekündigten Besuch in der JVA in der zweiten Jahreshälfte stellte sich mir ein gutgekleideter Mittsechziger als Sonderbeauftragter des MDR vor. Er war ein ehemaliger LKA-Beamter in Mecklenburg-Vorpommern und von der Intendantin beauftragt, eine Untersuchung zu leiten, die die strukturellen und systemischen Fehler im Sender aufdecken sollte.

Er bat mich um Unterstützung, die ich ihm zusicherte. Wir trafen uns in der folgenden Zeit regelmäßig, zunächst in der JVA und später, als ich Ausgang bekam, in Erfurt. Der Sonderbeauftragte stellte die richtigen Fragen nach Auftragsvergaben, Programmbudgets und dem finanziellen Prozedere des KiKA. In diesen Gesprächen gab ich auch zu Protokoll, dass vieles an offiziellen internen Vorgaben vorbei organisiert wurde. Ich hatte keinen Grund mehr zu lügen. Er deutete an, dass er sich über bestimmte Praktiken im MDR schon gewundert habe. Beispielsweise gab es keine Ausschreibungen für Produktionsaufträge – weder für kleinere noch für ganz große. Roland, der Agentur-Chef, der ab 1995 für den KiKA gearbeitet hatte, beschrieb diese Praktiken seinerzeit so: »Die Intendanten waren die großen Könige, und im MDR herrschte das ›System Reiter‹. Der MDR-Intendant Udo Reiter war vom Bayerischen Rundfunk gekommen und es war im Westen längst üblich, dass alle Intendanten einen großen Hofstaat hatten. Entsprechend ihres Levels haben dann alle Entscheider die Grenzen ausgeschritten.«

Tatsächlich hatte ich kurz die Hoffnung, dass meine Auskünfte helfen würden. Aber so plötzlich, wie der Mann kam, ging er auch. Als wir uns circa ein Jahr nach seinem Auftauchen in Erfurt bei einem kleinen Imbiss trafen, platzte die Bombe: Das hier würde unser letztes Treffen sein. Die Intendantin hatte ihn abberufen. »Und Ihr Bericht?«, fragte ich. Seine knappe Antwort darauf: »Den hat die Chefin, und ich weiß nicht, was sie damit machen wird.« Der gründliche LKA-Beamte schaute mich an: »Offensichtlich war das Ergebnis unserer Untersuchung zu kritisch.«

Seine Leistungen und die seines Teams wurden gebühren-großartig mit fast sieben Millionen Euro vergütet. Bis heute weiß ich nicht, wer den Bericht je zu sehen bekommen hat. Auch noch jetzt – mit diesem großen zeitlichen Abstand – ist die Frage, was für diese gigantische Summe untersucht worden ist. Möglicherweise ging das Ganze viel tiefer und rührte an die Grundfesten?

Bewährung und Neustart

Im Herbst 2014 beantragte ich die für Ersttäter mögliche Zwei-Drittel-Strafe. Meine Sozialprognose musste positiv sein. Nur wenn Fragen wie: Verfügte ich über stabile soziale Kontakte? Bekam ich regelmäßig Besuche und kam ich von den Ausgängen pünktlich, nüchtern und ohne Drogen zurück? Würde ich gefestigt das Gefängnis verlassen und keine Straftaten mehr begehen? mit Ja beantwortbar waren, hatte der Antrag Aussicht auf Erfolg. Ich fühlte mich gefestigt. Trotzdem wollte ich mich weiterhin einer Suchttherapie unterziehen, die mir helfen sollte, spielfrei zu bleiben.

Die Therapie in Erfurt hatte ich im November 2013 begonnen, gleich nachdem ich die Genehmigung erhalten hatte, unbegleitet das Gefängnis verlassen zu dürfen. In unseren Gesprächen alle vierzehn Tage versuchten wir herauszufinden, wo Ursachen für meine pathologische Spielsucht – im Übrigen seit 2001 als Krankheit anerkannt – lagen und wie ich die Sucht auch später in Freiheit im Griff haben könnte. Gemeinsam mit meiner Therapeutin tauchte ich in meine Biografie ein, angefangen bei schwierigen familiären Konstellationen über meine sexuelle Orientierung bis hin zum Thema Leistungssport. Suchtberaterin Elke Karpinski sagte dazu: »Menschen, die Leistungssport gemacht haben und abbrechen mussten, erfahren meist einen Bruch im Leben. Leistungssport bedeutet immer, auf Erfolg getrimmt zu sein und letztlich narzisstische Anteile in der eigenen Persönlichkeit und auch eine Portion Zwanghaftigkeit stark zu entwickeln. Sie waren konditioniert auf Erfolg. Solange dieser sich als Lohn Ihrer Arbeit einstellte, war Ihr Narzissmus befriedigt. Sie konnten Karriere machen. Als die nächsten beruflichen Schritte aber nicht mehr von Ihrem Einsatz abhingen, fing Ihr Weltbild zu schwanken an.«

Ihr Bericht war maßgeblich dafür, dass ich besagte Zwei-Drittel-Strafe beantragen konnte. In meinem Tagebuch, das ich auf Anraten von Frau Karpinski im letzten halben Jahr meiner Gefängniszeit schrieb, findet sich der Eintrag:

11. Dezember 2014

Entscheidungstag über meinen Antrag auf vorzeitige Entlassung! Sehr aufgeregt, treffe ich pünktlich in Meiningen am Landgericht ein. Um neun Uhr beginnt das Anhörungsgespräch bei Richterin Eckstein. Die Beurteilungen und meine Sozialprognose sind positiv, und sie stimmt einer vorzeitigen Entlassung zu: Bewährungszeit von vier Jahren und Fortführung der Suchtberatung ambulant. Das war's! Um zehn Uhr verlasse ich den Justizpalast und laufe zum Bahnhof. Erleichtert, aber nicht euphorisch. Eine Stunde Wartezeit, um zurück nach Suhl zu kommen. Kaffee, Zigarette und ein Telefonat mit Andi, der sich freut und versuchen will, mir eine Wohnung in Berlin zu verschaffen.

Bei meiner Ankunft in Suhl: Regen und Schnee. Für ein spätes Frühstück gehe ich ins Stadtcafé von Suhl, lese die Tageszeitung und genieße die freundliche und freie Atmosphäre. Mit dem Nachmittagsbus fahre ich zurück in die JVA und checke mit meiner Sozialarbeiterin den frühestmöglichen Termin für die Entlassung. Es ist der 23. Januar 2015, ein Freitag.

Am 23. Januar 2015 erhielt ich im Verwaltungsbüro der JVA Suhl-Goldlauter meine Entlassungspapiere. An der Kasse nahm ich mein angespartes »Übergangsgeld« von eintausenddreihundertfünfzig Euro in Empfang.

Matthias, der meinen Posten als erster Vorarbeiter in der Kammer übernahm, bat mich, zu seinem Prozess zu kommen. Ich sollte ihn moralisch unterstützen. Ich versprach es nicht, wollte es aber versuchen.

Dann durfte ich im Beamtenzimmer warten und musste nicht in den Raum, in dem ich am 7. Dezember 2010 bei meiner Ankunft saß. Einige Beamte kamen, um mich zu verabschieden.

Zum Tor begleitete mich ein Beamter, mit dem ich gut zurechtgekommen war. Seine besten Wünsche für meine Zukunft klangen ehrlich. Das Tor schloss sich hinter mir, und ich lief mit meinen Koffern zum Parkplatz, wo Roland bereits auf mich wartete. Ich hatte weder Wohnung noch Job. Das Insolvenzverfahren lief. Das alles beschäftigte mich auf dem Weg nach Erfurt. In der Haftanstalt wird durch Regeln für die Insassen gesorgt, egal wie einschränkend sie sind. Jetzt war ich wieder in der offenen Gesellschaft und auf mich gestellt.

Erste Station: das Arbeitsamt. Ich brauchte schnell meinen Bescheid über Arbeitslosengeld. Die Bearbeiterin war sachlich, aber mürrisch – schließlich war heute Freitag! Ich hatte mir eine Summe ausgerechnet. Ihre Berechnung wich von meiner stark ab. Auf Nachfrage meinte sie, dass ich nach der Ost-Regel veranlagt werde. Mir kam in dieser Situation das Studium einiger Paragrafen im

Sozialgesetzbuch zugute: Die Berechnung nach der Ost-Regel war nur gültig, wenn meine Arbeitskraft nicht dem ganzen bundesdeutschen Arbeitsmarkt zur Verfügung stand. Natürlich war ich bereit, auch einen Job in Bremen anzunehmen. Eilig wurde die Abteilungsleiterin gerufen, und ich erhielt nach kurzer Zeit tatsächlich den Bescheid mit dem berechneten Betrag. Es kam mir so vor, als hätte ich eine erste Prüfung in der neuen Freiheit bestanden! Und machte mich, innerlich schon weniger aufgeregt, zur nächsten auf, dem Treffen mit einem Vertreter der Krankenkasse, das ich als ordnungsgemäß versicherter Bürger verließ.

Die ersten Nächte schlief ich in Rolands Gästezimmer. An den ersten freien Tagen wachte ich um sechs Uhr früh auf und erwartete die »Lebendkontrolle«. Manchmal schleichen sich auch heute noch die morgendlichen Rufe und andere präzise Abläufe des Haftalltages in meine Träume.

Ich bereitete mich auf Berlin vor. Bis Mai hatte ich ein Zimmer bei meiner Freundin Monika in Berlin-Pankow. Aber vorher, noch in Erfurt, ging ich zu Matthias' Verhandlung im kleinen Gerichtssaal des Landgerichtes.

Ich war der Einzige im Besucherbereich. Während der Verhandlung stotterte sich Matthias, ein naiver Drogendealer, etwas zu seiner Verteidigung zurecht. Plötzlich sagte er: »Marco, mein erster Vorarbeiter im Gefängnis, hat mich zur Brust genommen, und das hat gewirkt. Er ist auch gekommen.« Mir stockte der Atem. Was erzählte er da? Der Richter war derselbe, der mich verurteilt hatte. Er entdeckte mich und sagte: »Sie sind zurück und haben es geschafft. Alles Gute.« Ich lief rot an.

Matthias erhielt eine Bewährungsstrafe.

Da von mir keine Gefahr für meine Mitmenschen ausging, durfte ich den zukünftigen Wohnort frei wählen. Nach Erfurt wollte ich nicht zurückkehren. Ich würde immer jemandem über den Weg laufen, der mich kennt. Und vor allem: Was sollte ich hier machen? Die Millionenstadt Berlin hingegen »verschluckt« Personen, Schicksale und Geschichten. Mir war klar, dass Berlin nicht mehr die Stadt aus den aufregenden Neunzigern war, aber ich ging auf die Fünfzig zu, und mit allem, was ich in den letzten zehn Jahren erlebt hatte, war ich sowieso nicht mehr auf Party rund um die Uhr geeicht. Ich brauchte nun keine Abenteuer mehr. Mein größter Wunsch war jetzt, einen Platz zum Leben zu finden, den ich mir leisten konnte.

Mit dem Bescheid über Arbeitslosengeld für die nächsten acht Monate und dem Wohnnachweis als Untermieter bei meiner Freundin Monika bis zum Mai 2015 erhielt ich die amtliche Genehmigung und durfte nach Berlin wechseln. Innerhalb der ersten vier Wochen hatte ich mich bei meinem Bewährungshelfer in Berlin zu melden und musste ihm auch nachweisen, dass ich die ambulante Sozialtherapie fortsetzte, die ich in Erfurt begonnen hatte.

Mein Bewährungshelfer gewährte mir von Anfang an jede Form von Unterstützung, damit ich meinen Alltag bewältigen konnte. Die Gespräche halfen mir, nicht zu verzweifeln. Zum Beispiel bei der schwierigen Jobsuche. Das Arbeitsamt hatte nicht die passenden Angebote für einen studierten Vorbestraften, schon gar nicht im Medien-Bereich. Bei meiner naiven Vorstellung, eine Ausbildung zum Sozialarbeiter anzufangen, wurde mir sofort der Zahn gezogen. Im erweiterten Führungszeugnis würde meine Vorstrafe immer aktenkundig bleiben. Mit Menschen würde ich nicht arbeiten dürfen.

Schon einige Tage nach meiner Ankunft in Berlin fand ich einen neuen Sozialtherapeuten. Aus meinen Erfurter Therapiestunden brachte ich die Erfahrung mit, mich meinen Problemen zu stellen. Weg von: »Ich bin mein Leben lang stigmatisiert durch den Betrug und die Inhaftierung.« Schon meine Sucht-Therapeutin in Erfurt hatte mich immer wieder ermutigt: »Sie haben das Recht, nach vorn zu schauen.«

Aber was sollte ich in eine Bewerbung über die Jahre von 2011 bis 2015 schreiben? Vermerkte ich »in Haft« oder ließ ich es einfach offen? Zu Letzterem riet das Arbeitsamt, damit ich nicht gleich durchfiele. Falls es zu einem Vorstellungsgespräch käme und ich gefragt würde, könnte ich es ja wahrheitsgemäß erzählen. Meine Gefängniszeit komplett zu verschweigen war keine Option. Aber genau das war mein Schreckensszenario: Ich bewerbe mich um einen Produktionsjob beim Film und lege dann erst im Gespräch offen, dass ich Millionen verzockt hatte. Da würde sich der Chef aber freuen und ich vor Scham im Boden versinken.

Mein Alltag musste spielfrei bleiben. Das war es, was ich unbedingt schaffen musste. Aber an vielen Orten in der Stadt lauerte die Verführung. Was für Alkoholkranke die Späti's, sind für Spielsüchtige Spielotheken und Casinos und Spielbanken. Eine Stadt wie Berlin wird niemals auf die Gewerbesteuer seiner Spielbank verzichten. Gewiss, die Hürden, an die Automaten und Spieltische zu kommen, sind schon wegen der Ausweiskontrolle größer geworden, aber wer zocken will, findet einen Weg. Mindestens im immer größer werdenden Online-Markt.

Die ersten Wochen in Berlin waren vollgepackt mit organisatorischen Aufgaben. Vom angesparten Übergangsgeld aus dem Gefängnis und dem Arbeitslosengeld konnte ich mich recht gut versorgen. Dass die ALG-Zahlung nach acht Monaten vorbei sein würde, daran dachte ich erst einmal nicht.

Mein Fokus lag auf der Job- und Wohnungssuche. Wo aber konnte ich eine finanzierbare Bleibe finden? Die Mieten explodierten. Unweigerlich dachte ich an mein letztes glamouröses Zuhause in der Kastanienallee in Prenzlauer Berg. Wer wird da jetzt wohnen? Egal.

Glücklicherweise ging dann aber doch alles schneller, als ich es zu hoffen gewagt hatte. Andi rief mich an und sagte, ich könne mir eine Wohnung in Pankow anschauen, in der ich zunächst zur Untermiete wohnen würde. Eine wunderbare Wohnung: zwei Zimmer, Küche, Dusche und Balkon. Einige Möbel, die nicht durch die Justiz versteigert worden und bei meiner Schwester untergebracht waren, passten perfekt. Meine Freunde unterstützten mich beim Einzug – handwerklich und finanziell. Später gab es die Möglichkeit, Hauptmieter in dieser Wohnung zu werden. Als ich meinen Vertrag mit der Vermieterin abschließen wollte, kam sie mich besuchen und freute sich über die geschmackvolle Einrichtung. Sie wollte einen verlässlichen Mieter. Ich sollte ihr meine Gehaltsauszüge zeigen und die Kaution überweisen, sie würde dann den Vertrag schicken. Ich saß ihr gegenüber am Kaffeetisch und zum ersten Mal, seit ich in Freiheit war, musste ich einer Fremden erzählen, woher ich kam und warum ich dort gelandet war. Ich wusste nicht, wie sie auf die Wahrheit reagieren würde, wollte aber auch nichts verschweigen. Schlagartig wurde die Atmosphäre eisig. Sie würde das mit ihrem Sohn, einem Anwalt in Frankfurt am Main, besprechen und sich schnell zurückmelden.

Mist. Ich wollte hier nicht gleich wieder ausziehen. Kurz überlegte ich, vielleicht etwas Geld zu erspielen, damit ich die Kaution bezahlen konnte. Was für ein Blödsinn! Auch hier halfen wieder Freunde, und ich konnte der Vermieterin die Miete für ein Jahr im Voraus zahlen. Das akzeptierte sie. Bis heute wohne ich hier sehr gern.

Im Mai 2015 stand die Jugendweihe-Fahrt meines Neffen Jannis mit seiner Mutter, meiner Schwester, und einer sehr lieben Freundin aus Leipzig an. Sie führte nach Italien, in die Toskana. Der ausdrückliche Wunsch von Jannis war, dass ich mitkäme. Wir würden nicht weit weg von der »Villa Fosca« wohnen, die 2008 für drei Monate mein Zuhause gewesen war. Erinnerungen, vor allem an Fabrizio und sein Restaurant, kamen auf. Er erkannte mich sofort. Und dass mein Italienisch noch gut genug war, merkten wir beide, als wir uns zu einem Glas Wein an den Tisch setzten.

Diesmal war die Toskana nicht eine Kulisse der falschen Hoffnung, sondern Ort einer ehrlichen Reise voller Lust auf das Leben.

In der Basilika »San Francesco« in Assisi zog ich mich in eine ruhige Ecke zurück. Ich betrachtete die schönen Fresken, die über das Leben des Franziskus erzählen. Er begegnete Menschen immer sehr offen und begrüßte sie mit »Buongiorno, buon gente. Guten Tag, liebe Leute«. Das gefiel mir.

Ich dachte an die freundliche Aufforderung des alten Mannes in der Kirche von Budapest, das Gespräch mit Christus zu beginnen. Mit einer ungeheuren Zuversicht war ich danach nach Erfurt zurückgekommen. Der Kraft des Glaubens hatte ich nicht vertraut, ihn nur benutzt, um mit geheuchelten Beschwörungsgebeten die persönliche Katastrophe abzuwenden. Hatte sich mein Herrgott nicht trotzdem gezeigt? Zum Beispiel in persona des Gefängnisseelsorgers Michael, der neben mir stand, nachdem ich in Hand- und Fußschellen in den Gerichtssaal geführt worden war? Daran musste ich denken, hier, umgeben von Gläubigen am Grab von Franziskus.

Die acht Monate seit meiner Entlassung gingen zu Ende. Ich musste endlich einen Job finden, um nicht ins Hartz-IV-System zu fallen. Dass das keine Alternative wäre, stand fest. Ich wollte arbeiten.

Seit meiner Freilassung musste ich wegen der horrenden Schulden regelmäßig über meine finanziellen Verhältnisse gegenüber meinem Insolvenzanwalt Auskunft geben. Ich hatte eine »Verbraucherinsolvenz« anmelden müssen. Nur so waren die Schulden gegenüber meiner Bank, Vermietern und dem Finanzamt zu tilgen. Ich tat es wirklich akribisch, denn auf keinen Fall wollte ich die »Wohlverhaltensphase«, wie es in der Insolvenzsprache heißt, gefährden.

Filme zu kalkulieren hatte ich nicht verlernt. Ich traute mich aber nicht, mich in diesem Bereich zu bewerben. Gab man meinen Namen im Internet ein, ploppten die Bilder aus dem Gerichtssaal und die Schlagzeilen über den »Skandal beim KiKA« auf. Mein Name war »verbrannt«.

Trotzdem gelang mir 2016 ein Neu-Einstieg. Da gab es Michael und Stefan, die die Produktionsfirma »Connor Film« gegründet hatten und jemanden suchten, der das Produktionsbüro organisierte und sich mit Förderungen für Filme auskannte. Sie wagten es und stellten mich ein.

Ich fuhr nun täglich mit der U2 ins Büro in der Bismarckstraße, half bei den Förderanträgen, entwickelte Ideen mit, konnte meine Erfahrungen aus der früheren Zeit einbringen und erledigte die tägliche Büroarbeit. Mir gefiel die Routine. Sie füllte mich aus, ganz ähnlich wie in der »Effektenkammer« im Gefängnis. Die Arbeit dort und jetzt erst recht gab mir Halt und einen Sinn.

Die »Connor Film« kooperierte für ein Serienprojekt mit einer Produktionsfirma, die für ARD und ZDF produzierte. Als deren Geschäftsführerin erfuhr, wer das Büro betreute, verlangte sie von Michael und Stefan, dass ich keine Korrespondenz mit ihrer Firma zu führen habe, sonst wäre die Zusammenarbeit beendet. Kurz dachten meine Chefs darüber nach, mit einem Pseudonym zu arbeiten. Das lehnte ich ab. »Verstecken ist nicht!« war der Rat meines Suchtberaters. Ich schrieb dann keine E-Mails mehr. Aber mein Vertrag lief mit Ende der Projektförderung aus. Ich wurde wieder arbeitslos.

Noch immer hielt ich an meiner Überzeugung fest, dass ich nichts anderes kann; ich wollte weiter in den Medien meine Chance suchen. Nur ergab sich eine solche Chance nicht mehr. Ich war verzweifelt. Tobias, mein Erfurter Freund, riet mir, meine Erfahrungen in der Organisation und Kommunikation nicht auf die Medien zu beschränken. »Suche dir neue Beschäftigungsfelder.«

Ich musste mich von der Hoffnung, dem Traum verabschieden, eine zweite Karriere im Film und Fernsehen zu starten. In langen Gefängnisnächten hatte ich ihn noch geträumt, bei meinen Plänen für den Neustart noch darauf gehofft, dass meine Erfahrungen doch jemandem nützlich sein könnten. Jetzt konnte ich nur noch ernüchtert mit dem Kopf nicken, als mein Therapeut resümierend sagte: »Sie werden nicht mehr in den Medien arbeiten. Das haben Sie verspielt!« Mich dieser Realität voll und ganz zu stellen, brauchte ich die Gespräche mit meinem Therapeuten.

Ab 2017 arbeitete ich als Booker für zwei Musikbands. Meine Aufgaben: Termine und Auftritte planen und vorbereiten. Das Ganze auf Provisionsbasis. Ich lernte viel über Jazz- und Swing-Musik und hatte Spaß an der Arbeit – bis die Corona-Pandemie für ein Veranstaltungsverbot auf allen Ebenen sorgte. Es gab keine Umsätze mehr. Parallel zur Arbeit für die Bands war ich noch in einer Eventagentur als Assistent beschäftigt. Die Agentur hatte dann auch nichts mehr zu tun, und ich wurde erneut in die Arbeitslosigkeit geschickt.

Ich fühlte mich jämmerlich, und mein Therapeut musste das alles aushalten. Den Spiel-Impuls hatte ich Gott sei Dank im Griff. Herr Barth forderte mich auf, mich mit der Kunst der eigenen Achtsamkeit zu beschäftigen. »Halten Sie sich fern vom Stress. Entwickeln Sie Gelassenheit gegenüber dem, was Sie nicht ändern können.« Für mich klang das nach einem Touch Esoterik mit einer Beimischung asiatischer Weisheiten, und ich sträubte mich und war nicht bereit, in solcher Weise auf mich zu achten.

Ich treffe mich auch heute noch einmal im Monat mit meinem Therapeuten. Nicht, weil es eine Auflage wäre, denn die Bewährungszeit habe ich genutzt, um mich zu bewähren und auch bestanden. Nein, weil ich die Gespräche weiterhin nutze, um auf Ereignisse und Erlebnisse zu schauen, über die ich mich gefreut habe oder die mich traurig gemacht haben. Ich quatsche dann eine Stunde durch. In den obsessiven Spielphasen hatte ich kaum noch geredet und habe es erst wieder lernen müssen.

Detlef Barth, mein Therapeut, machte mich mit der »Dreißig-Sekunden-Impuls-Methode« vertraut. »Der Impuls, spielen zu müssen, dauert nicht länger als dreißig Sekunden«, sagt er. In dieser Zeit entscheidet sich, ob die Sehn»sucht« nach dem Automaten gewinnt. Schnell und heftig steigt eine Euphorie auf und schüttet Glückshormone aus, unter anderem Dopamine. Genau dieser Moment, egal zu welcher Tages- oder Nachtzeit er kommt, muss besiegt werden. Nach dreißig Sekunden ist es vorbei. »Verabreden Sie mit Freunden ein Signal durch einen Anruf. Denken Sie an den Tag danach. An die Verluste. Versuchen Sie, sich sofort mit etwas abzulenken. Es hilft.«

Und es half. Ich habe mir mit dieser Methode auch das Rauchen abgewöhnt. Nach vier Wochen war ich vom Glimmstängel weg. Ich, der ich fast täglich dreißig Zigaretten rauchte, war absolut rauchfrei. Impulskontrolle selbst in den emotional stressigsten Momenten zu haben, schützt mich vor der Versuchung, aus Frust, und eben nicht aus Lust, spielen zu müssen. Längst weiß ich sehr genau, dass Spielsüchtige sich darauf einlassen müssen. Die Mitverfasserin dieses Buches kennt die verführerischen Impulse, mit wenig Einsatz viel zu gewinnen. Aber auch die oft ernüchternde Bilanz.

Lucky Time

2020 kam Post vom Landgericht Meiningen. Ich hätte meine Bewährungsauflagen erfüllt. Es folgte ein letztes Gespräch mit meinem Bewährungshelfer. Ein wenig Wehmut lag in der Luft. Aber es gab keinen Grund, weiter »auf Bewährung« zu sein: Ich suchte immer wieder eine Arbeit, wenn ich eine verloren hatte, agierte selbständig, fuhr nie schwarz mit der Tram und kam den anderen Aufforderungen nach. »Sie sind wieder im zivilen Leben angekommen«, lautete das Fazit meines Bewährungshelfers.

Nachdem ich im April 2020 auch die letzte Zahlung an meinen Insolvenzanwalt überwiesen hatte, endete meine »Wohlverhaltensphase«. Soll ich sagen: erfolgreich? Jedenfalls wurde mir erlaubt, wieder Geld zu verdienen, ohne dass ich sämtliche Einnahmen melden musste. Viel hatte ich auch nicht zu melden. Aber diese Etappe war geschafft.

Seit meiner Entlassung fand ich auch wieder Kontakt zu alten Bekannten, und neue Kontakte kamen hinzu. Natürlich wollten alle wissen, wie es mir im Knast ergangen war. Und sie erzählten mir ihre Sicht auf mich und auf den Skandal. In meiner Zelle waren meine Gedanken auch immer wieder darum gekreist, wie dieser oder jener reagieren würde. Jene, die mich nicht besucht und nicht geschrieben hatten, distanzierten sich von mir. Ich hatte sie ja auch schwer enttäuscht. Mancher konnte sich nicht vorstellen, dass tatsächlich ich der Drahtzieher dieses enormen Skandals war.

Das Treffen mit dem Produzenten Fabian im Frühsommer 2017, der mir im Oktober 2010, die letzte – leere – DVD geschickt und durch seine Selbstanzeige alles ins Rollen gebracht hatte, war uns beiden wichtig. Seit meiner Verhaftung im Dezember 2010 hatten wir uns nur ein einziges Mal gesehen, als ich Hauptzeuge in seinem Prozess im Jahr 2012 war. Meine Aussage hat ihn vielleicht vor dem Gefängnis bewahrt. Fabian jedenfalls ist davon fest überzeugt. Er ist immer noch verblüfft, dass ich ihn nicht hasse.

Zu meinem fünfzigsten Geburtstag im Sommer 2017 kamen alte und neue Freunde und natürlich meine Familie. Ein besonderer Tag schon deswegen, weil zum ersten Mal seit zehn Jahren alle wieder zusammen waren. Das machte mich glücklich. Die größte Freude für mich war, dass sich die Reihen kaum gelichtet hatten. Für jeden meiner Geburtstagsgäste hatte ich eine Anekdote parat, die uns verband. Ich gab den Maître de Plaisir und hatte ein Lied von Nina Simone mit einem Text von Jacques Brel ausgesucht, »Ne me quitte pas«, in dem es heißt: »Wer läuft denn schon fort? Und vergiss die Zeit unserer Irrungen und Verwirrungen.« Als Tobias mich später in eine stille Ecke zog und mir einen Geburtstagskuss gab, fiel der ganze Druck von mir ab.

Unmittelbar nach der Insolvenzzeit hatte sich die Anwaltskanzlei des MDR mit der eindringlichen Aufforderung gemeldet, jetzt mit Zahlungen zu beginnen, um den Betrag in sechsstelliger Höhe zu begleichen. So legte es der Vergleichsvertrag fest. Seit Januar 2022 kann ich dem

MDR jeden Monat Geld überweisen. Das liegt daran, dass ich den lockeren Kontakt zu einer Auftraggeberin aus meiner Zeit in der Musikbranche hielt und ihr meine Geschichte erzählte. Ich hoffte auf eine Chance, ihre Arbeit für Menschen mit psychischen Beeinträchtigungen unterstützen zu dürfen. »Versuchen wir es«, sagte Kathrin.

Mittlerweile bin ich nun schon seit fast eineinhalb Jahren dort angestellt und kümmere mich um die Personalangelegenheiten.

Aleksej, die Hauptfigur aus Dostojewskis Erzählung »Der Spieler«, gewinnt einhunderttausend Florin beim Roulette. Damit will er seinen Dienstherren retten und die Liebe von Polina gewinnen. Er findet aber so viel Gefallen am Spiel und luxuriösen Leben, dass ihn die Liebe nicht mehr interessiert.

Die Schauplätze aus diesem Stück Weltliteratur kenne ich alle, sie existieren heute noch. Ganze Städte und Fürstentümer sind berühmt geworden als Orte eines derartigen Glücksversprechens. Und die Glücksspiel-Industrie funktioniert besser denn je, denn Millionen Menschen – vorausgesetzt, sie sind monetär dafür ausgestattet – versuchen täglich, dieses Glücksversprechen für sich einzulösen. Nicht zuletzt im Internet.

Auch mich hat es fasziniert, mit dem Glücksspiel viel Geld zu gewinnen. Und typisch für den Anfänger gewann ich, genauso wie Aleksej, zu Beginn viel. Die Illusion war kurzzeitig zur Realität geworden. Aber wie oft zeigte mir der Spielautomat dann einen »Beinahe-Megagewinn« an! Es fehlte nur das eine Symbol an der richtigen Stelle auf dem Bildschirm. Auf Teufel komm raus wollte ich die Illusion als Realität verstetigen und probierte es wieder und wieder. Hunderte, tausende Male. Längst hatte ich mich von den Mechanismen des schönen Scheins verführen lassen, wollte aber nicht wahrhaben, dass ich spielsüchtig war. Gewann ich ab und an, wollte ich immer mehr. Dagegen half kein Intellekt. Dopamin, Adrenalin & Co waren stärker und trieben mich in die Kriminalität.

Wie viele Menschen auf der ganzen Welt machen Woche für Woche ihre Kreuze auf dem Lottoschein und träumen von einem sorglosen Leben? Sie glauben daran – egal, wie gering die Wahrscheinlichkeit eines Gewinns ist. In Las Vegas gibt es in den fensterlosen Casinos, die 24/7 geöffnet sind, keine Uhren. Die Erklärung: Der »zeitlose« Raum soll die Spieler dazu bringen, länger zu bleiben und immer mehr Geld im Casino zu lassen. Meine Empfehlung: Tragt eine Uhr und vergesst die Zeit nicht. Es ist Lebenszeit. Und vor allem: Kein Glücksspiel dieser Welt ersetzt Zufriedenheit und Zuneigung.

Neues Leben – eine Marke der
Eulenspiegel Verlagsgruppe Buchverlage GmbH

ISBN 978-3-355-01916-3

© 2023 Eulenspiegel Verlagsgruppe Buchverlage GmbH, Berlin
Alle Rechte der Verbreitung vorbehalten.
Ohne ausdrückliche Genehmigung des Verlages ist es nicht gestattet, dieses Werk oder Teile daraus auf fotomechanischem Weg zu vervielfältigen oder in Datenbanken aufzunehmen.

Umschlaggestaltung: Buchgut Berlin

Printed in the EU

www.eulenspiegel.com